高等医药院校基础医学实验教学规划教材

预防医学实验

主　编　郭怀兰　刘长俊

副主编　章顺悦　刘　颖

编　委　（按姓氏笔画排序）

王建洲　王　静　甘亚楠　刘长俊

刘　锐　刘　颖　陈　晋　郑　弘

郭怀兰　章顺悦

科学出版社

北京

内 容 简 介

本实验教程内容分为三个部分：卫生学与卫生保健、医学统计学、流行病学；形式上分为上下两卷。上卷为 17 个实验教程，下卷为习题集；每个实验教程包括目的要求、案例、内容，并增加了 SPSS 软件上机的操作实习题。主要目的是加强非预防医学专业医学生的预防医学技能，强化预防医学观念，提高医学生的预防医学知识的应用技能，为将来的临床工作和科研打下坚实的基础。通过典型案例强化理论联系实际；通过创设针对性问题，充分调动学生学习的主动性和积极性，培养学生独立思考及分析问题和解决问题的能力，引导学生用理论知识解决具体问题。

本书适用于医学院校本科临床、基础、口腔、麻醉、影像、检验、护理等专业教学使用。

图书在版编目（CIP）数据

预防医学实验 / 郭怀兰，刘长俊主编. —北京：科学出版社，2014.8
高等医药院校基础医学实验教学规划教材

ISBN 978-7-03-041643-8

Ⅰ.①预… Ⅱ.①郭… ②刘… Ⅲ.①预防医学-实验-医学院校-教材 Ⅳ.①R1-33

中国版本图书馆 CIP 数据核字(2014)第 190284 号

责任编辑：邹梦娜 朱 华 / 责任校对：张怡君
责任印制：赵 博 / 封面设计：范璧合

科学出版社 出版
北京东黄城根北街 16 号
邮政编码：100717
http://www. sciencep. com

新科印刷有限公司 印刷
科学出版社发行 各地新华书店经销

*

2014 年 8 月第 一 版 开本：787×1092 1/16
2015 年 11 月第二次印刷 印张：8 1/2
字数：192 000
定价：25.00 元
(如有印装质量问题，我社负责调换)

《高等医药院校基础医学实验教学规划教材》
编写指导委员会

总　序

　　随着现代生命科学及其各种实验技术的飞速发展和高校教学模式的改革，现代高等医学教育更加强调培养学生的探索精神、科学思维、实践能力和创新能力。这就要求从根本上改变实验教学依附于理论教学的传统观念，要从人才培养体系的整体出发，建立以能力培养为主线，分层次、多模块、相互衔接的科学实验教学体系，使实验教学与理论教学既有机结合又相对独立。同时，必须加大对实验项目、实验条件、实验教学体系的改革力度，改革传统的以教研室为单位的教学实验室模式，整合完善现代医学实验室功能和管理，从而提高医学实验教学质量。

　　本系列实验教材由湖北医药学院组织编写，共9种，包括《医学大体形态学实验（人体解剖学分册）》《医学大体形态学实验(系统解剖学与局部解剖学分册)》《医学显微形态学实验》《病原生物学实验》《医学免疫学实验》《医学生物化学与分子生物学实验》《医学细胞生物学与医学遗传学实验》《预防医学实验》和《医用化学实验》。系统介绍了系统解剖学、局部解剖学、组织胚胎学、病理学、医学免疫学、病原生物学、生物化学与分子生物学、医学细胞生物学和医学遗传学、预防医学和医用化学的实验研究所必需的知识与技术。编写理念是将实验教学按照建设国家实验教学示范中心要求的实验教学模式，借鉴国内外同类实验教材的编写方法，力求做到体系创新、理念创新及编写精美。内容上将基础医学实验教学按照基础医学实验体系进行重组和有机融合，按照实验教学逻辑和规律，将实验内容按模块层次进行编写，基本上包括：①实验操作及常用仪器使用；②基本实验或经典验证性实验；③综合性实验；④研究创新性实验等。不同层次学生可按照本专业培养特点和要求，对不同板块的必选实验项目和自选实验项目进行适当取舍。

　　其基本理念和设计思路具有以下特点：

　　1. 明确目标，准确定位　本系列实验教材编写过程中增加了临床应用多、意义较大的实验内容，适当选编新的内容，力求突出基础医学知识在医学相关专业临床工作中的应用。

　　2. 突出能力，结合专业　以"自主学习能力、临床执业能力"培养为根本，将各学科的相关知识与临床实践应用"链接"为一体，增强学生学习兴趣，突出应用能力培养，提高学生自主学习能力和学习效果。教材重视生命科学研究中如何发挥学生观察、分析与思辨能力的培养，主要任务是使大学生通过动手，得到实验技术的基本操作技能训练、科学思维和创新能力的培养，同时也要使他们初步了解或掌握先进技术和方法，与迅速发展的学科前沿接轨。

　　3. 增减内容，突出重点　本系列实验教材在编写过程中，坚持基本理论和基本知识以"必须、实用、够用"的原则。实验内容去旧增新，删繁就简。将原来一些经典实验与现代科学思维相结合，适当压缩，并进行内容和教学方法的改革。对原书的插图进行了精选。对所开设的每一个实验要求达到的培养目标作了清晰而明确的阐述。

　　4. 整体优化，彰显特色　教材在整体结构上，既考虑到教与学的传统习惯，力求整体上系统化，又考虑到教材内容的创新，体现教材的思想性和先进性；在教材内容的编写上突出专业特色，体现专业特点，强化知识应用，部分教材增加实验流程图以及实验要点和实验结果图的应用，使规划教材具有更广泛的适应性；在结构及内容编排上条理清楚，层次分明，充分体现规范化特点。为扩大学生的知识面，启发其思维，根据每个部分的内容在临床工作中的应用情况，精选相关内容与临床密切相关的学科知识和有应用前景的新进展和新技术，将各相关学科有机结合在一起，具有基础扎实、应用性强、科研创新性突出的优势。

本规划教材的使用对象以本科临床医学专业为主，兼顾预防、麻醉、口腔、影像、药学、检验、护理、康复、生物科学与生物技术、公共事业管理、信息管理与信息系统等专业需求，涵盖全部医学生的基础医学实验教学。

由于基础医学实验教学模式尚存在地区和校际间的差异，本规划教材可能存在偏颇之处，也会有不足和疏漏，敬请广大医学教育专家和同学提出宝贵意见，以便修订再版。

湖北医药学院

《高等医药院校基础医学实验教学规划教材》编委会

2014 年 7 月

前　言

　　预防医学作为整个医学教育的重要组成部分，是临床医学、麻醉学、医学影像学、检验学、口腔医学和护理学专业学生的必修课程。预防医学是医学的一门应用学科，它以个体和确定的群体为对象，目的是保护、促进和维护健康，预防疾病、失能和夭折，其工作模式是"环境-人群-健康"，它强调环境与人群的相互依赖、相互作用和协调发展，并以人群健康为核心。

　　"医学教育的目的是培养促进全体人民健康的医生"（《爱丁堡宣言》），作为一名医学生不仅要学习基础医学、临床医学的知识和技能，而且必须要加强预防医学的知识和技能的学习，包括医学统计学、流行病学、环境医学、社会医学、健康促进以及在临床医学中运用三级预防措施，使自己在临床场所能敏锐地察觉和报告公共卫生问题，在日常的临床工作中能根据就诊者的实际情况提供个体化的健康维护计划，将临床医学与预防医学的知识、技能更好地融合应用到将来具体的临床工作中。

　　《预防医学实验》分为三个部分：卫生学与卫生保健、医学统计学、流行病学。本实验教程的主要的目的是加强非预防医学专业医学生的预防医学技能，强化预防医学观念，提高医学生的预防医学知识的应用技能，为将来的临床工作和科研打下坚实的基础。在编写过程中，编者通过典型案例加强理论联系实际，通过创新设计针对性问题，充分调动学生学习的主动性和积极性，培养学生独立思考及分析问题和解决问题的能力，引导学生用理论知识解决具体问题。

　　本实验教程包括 17 个实验教程和习题集，每个实验教程包括目的要求、案例、内容。为了加强医学统计学应用能力，编写过程中增加了 SPSS 软件上机的操作实习题。

　　本书由湖北医药学院多年从事预防医学教学的教师编写。由于编者水平有限，书中难免存在不足之处，热忱欢迎使用本书的教师和学生给予评议和指正，以便再版时继续修订和改进。

湖北医药学院　编　者

2014 年 6 月

前　言

目　　录

上卷　预防医学实验 ·· 1

实验一　环境污染案例讨论 ··· 1

实习二　膳食调查及评价 ·· 7

实验三　糖尿病患者食谱编制及评价 ··· 9

实验四　食物中毒案例讨论 ··· 14

实验五　职业病案例讨论 ·· 17

实验六　数值变量资料的统计分析 ··· 20

实验七　分类变量资料的统计分析 ··· 24

实验八　秩和检验 ·· 27

实验九　直线相关与回归分析 ·· 29

实验十　统计图表 ·· 31

实验十一　医学科研设计 ·· 33

实验十二　疾病的分布 ··· 35

实验十三　现况研究 ··· 37

实验十四　病例对照研究 ·· 39

实验十五　队列研究 ··· 41

实验十六　临床疗效研究设计 ·· 43

实验十七　筛检与诊断试验的评价 ··· 46

下卷　预防医学习题 ·· 48

第一篇　卫生学与卫生保健习题 ··· 48

第二篇　医学统计学习题 ·· 83

第三篇　流行病学习题 ··· 110

选择题参考答案 ·· 125

上卷　预防医学实验

实验一　环境污染案例讨论

一、目的要求

(1) 掌握环境污染的主要防护措施。
(2) 熟悉环境污染案例的调查分析方法。
(3) 熟悉室内空气污染、水质污染的来源及其对人体的主要危害。
(4) 了解环境污染所致公害事件及其危害。

二、实验内容

(一) 案例　水俣病公害事件

水俣湾位于日本九州岛西侧不知火海东岸。水俣市是以新日本氮肥厂为中心建立起来的市镇，人口大约 10 万。

1956 年 4 月，一名 5 岁 11 个月的女孩被送到水俣工厂附属医院就诊，其主要症状为脑功能障碍：步态不稳，语言不清，谵妄等。在以后的 5 周内，患儿的妹妹和邻居也相继出现了同样的症状。1956 年 5 月 1 日，该院院长向水俣市卫生当局作了报告，报告称"发生了一种不能确诊的中枢神经系统疾病的流行"。因这些人的症状和当地猫发生的"舞蹈病"症状相似，又因病因不明，故当地人称这为"猫舞蹈病"或"奇病"。

经过工厂附属医院、市卫生当局、市医院及当地医师会的调查，发现儿童及成年人中都有类似病例发生，初步调查共发现了 30 例患者，其中部分患者自 1953 年就已发病并多数住在渔村。过去对这些患者的诊断不一，有的被诊断为乙型脑炎，有的被诊断为酒精中毒、梅毒、先天性运动失调及其他疾病。因患者发病时期正赶上各种传染病流行期，且呈地方性和聚集性，故被诊断为一种传染病并采取了预防措施。

问题　1. 当时将发生在水俣湾一带的这些病例诊断为传染病，你认为正确吗？为什么？

1956 年 8 月熊本大学医学部成立水俣病研究组，对流行原因进行了调查。他们发现早在 1950 年，在这一水域就曾发现异常现象：鱼类漂浮海面，贝类经常腐烂，一些海藻枯萎。1952 年发现乌鸦和某些海鸟在飞翔中突然坠入海中。有时章鱼和乌贼漂浮于海面，呈半死状态，以致儿童就可直接用手捕捞。到 1953 年，发现猫、猪、犬等家畜出现发狂致死的现象。特别引人注目的是当地居民称为"舞蹈病"的猫，步态犹如酒醉，大量流涎，突然痉挛发作或疯狂兜圈，或东窜西跳、昏倒不起。到 1957~1958 年，由此病死的猫很多，致使水俣湾附近地区的猫到了绝迹的程度。但是，水俣湾中的鱼类大部分仍能继续生存，渔民照样捕鱼，居民仍然以鱼为主要食品。

流行病学调查后，专家们认为该地区的疾病不是传染性疾病，而是因长期食用水俣湾中鱼贝类引起的一种重金属中毒，毒物可能来自化工厂排出的废水。进一步调查发现，当时工厂废水中含有多种重金属或类金属，如锰、钛、砷、汞、硒、铜和铅等。尽管研究人员在环境和尸体中检出了大量的锰、硒、钛，但给予猫大量锰、硒、钛进行实验时，没有引起与"奇病"相同的症状。虽然研究组未能找到致病物质，但他们在 1957 年的研究中发现，由其他地区移到水俣湾中的鱼类，很快蓄积了大量的毒物，用这些鱼每日 3 次喂猫，每次喂食小鱼 40 条。经过 51 日(平均)，全部受试猫出现了水俣病的症状。由其他地区送来的猫，喂食水俣湾的鱼贝类后，在 32~65 日也全部发病。

问题 2. 引起水俣病的主要原因是什么？致病的原始物质是怎样变成毒物的？

3. 甲基汞的主要毒性是什么？慢性甲基汞中毒的主要临床表现有哪些？(参考教材相关内容，回答问题)

4. 为了寻找水俣病的病因，研究人员开展了哪些病因研究？

5. 我国要预防水俣病的发生，应该采取哪些环保策略和措施？

(二) 案例 室内空气污染事件

2005 年李先生购买了位于某北方城市的一套别墅，随后以 439 676 元的总价请该市某装饰公司进行装修。工程竣工后，进入房间即感到室内气味刺鼻。对此，该公司强调必须经常开窗通风。可"开窗通风"了几个月，气味并未见丝毫减弱，于是该公司又告诉李先生"必须天天住人，以增加人气来抵消室内装修遗留的气味"。李先生率全家住进了新房。李先生的母亲和 3 岁的小孙子很快出现咽痛烧灼、咳嗽不止，辣眼流泪，家人均诉说该新房无法居住。这样，人气还是没斗过刺鼻气味，李先生一家人的鼻、咽、喉疾病反而更加严重。

问题 1. 室内空气污染的主要来源有哪些？

2. 引起李先生一家老少身体不适的新房内可能污染源是什么？

李先生决定向所在市建筑装饰协会求援。接到李先生的投诉后，装饰协会委托检测部门进行了实地检测，始知居室内的刺鼻气味乃装修材料所挥发出的游离甲醛所致，甲醛含量平均超标 25 倍!李先生要求某公司清除其造成的污染。可该公司虽然认可"木质装修部位可能是污染源"，却以"无先例"为由，拒绝了李先生提出的要求，并重申解决办法只能"常住人"。

恰在此时，李先生喉头不适加剧，经医院检查，查出竟是"喉乳头状瘤"，并在专科医院进行了手术。术后的李先生为了解甲醛对人体健康的影响，先后通过互联网和向专家咨询得知，空气中甲醛超标对人体的危害是非常严重的，并且这种损害具有长期性、潜伏性、隐蔽性。轻则刺激人的眼睛、皮肤和呼吸系统，重则会引起鼻腔癌、咽喉癌、肺癌和消化系统肿瘤，而癌症的先兆之一就是他刚刚切去的咽喉乳头状瘤。

问题 3. 室内空气主要污染物对健康带来哪些危害？李先生家的新房内主要污染物是什么？该毒物会对家人健康产生什么后果？

4. 消费者遭遇到此类事件时，应该如何保护好自己的合法权益？

此时，李先生更加害怕了，为了家人的健康与安全，他两次请室内环境检测单位对其住所进行室内空气检测，结果是：卧室中甲醛含量高达 1.56mg/mm³，超过国家标准 19.5 倍。自从新房装修竣工后，为了消除室内甲醛异味，李先生四处请教，查找资料，采用了许多方法，如醋熏、茶叶、盐水及空气净化器等，都无济于事。此后，李先生一家就因室内甲醛污染而有家难归，被迫转向社会租房居住，别墅成为空中楼阁，同时还要按期交纳不菲的物业管理费。李先生在近 2 年的时间里，多次请求该装饰公司"停止侵害、恢复原状、赔偿损失"; 在多次协商无果后, 李先生最后想到了拿起法律武器来解决问题。因为《中华人民共和国宪法》第 26 条中明确规定: "国家保护和改善生活环境和生态环境, 防治污染和其他公害。"《中华人民共和国环境保护法》中也有相应的规定。为维护公民的生命健康权, 以及补偿自己和家人在此期间所遭受的经济损失, 李先生将该装饰公司告上了法庭, 要求该装饰公司"清除自己居室的污染源, 赔偿房租、物业管理费、房屋折旧费、装修材料损失费及身体损害损失费等项共 35 万元。"

当地人民法院正式受理此案后, 经过三次开庭, 2006 年 8 月 23 日区所在法院开庭宣判原告李先生胜诉, 该装饰公司赔偿各种损失费用合计 28.3 万元。这次因装修引起的室内空气污染案件终于尘埃落定。

问题 5. 对于室内空气是否污染, 进行卫生评价的常用指标可分为几类?

6. 空气污染的防护措施有哪些? 贯彻执行大气卫生标准有什么意义?

(三) 案例 我国西部某地儿童铅中毒事件

某年 8 月 7 日下午 14 时, 家住我国西部某县长青镇马道口村 7 组的杜婆婆坐在门口扎布鞋, 她突然发现, 马路对门的马道口学校竟然车水马龙起来, 孩子、家长、穿白大褂的人越来越多, 早已放假的学校突然间变得极为热闹。

后经打听原来是西安市中心医院 8 名医护人员在这里对 14 岁以下的儿童及婴幼儿进行血样采集, 重点检测其中的铅含量。根据此前该村和邻村——孙家南头村的村民们自发到市区各大医院进行检测, 两村数百名婴幼儿及儿童绝大多数被检测出体内铅超标, 其中部分超标严重, 已达到中毒标准。两村民居南北环抱着的一家年产铅锌 20 万吨的冶炼企业——某冶炼有限公司, 被疑与此有关。

问题 1. 铅是人体生长发育的必需元素吗? 环境中铅是如何进入到当地儿童体内的(参考教材相关内容回答问题)?

最先查出铅含量异常的是马道口村 9 组 6 岁女童苗苗。同年 3 月, 由于苗苗时常喊肚子痛, 并表现出烦躁等现象, 被家长带往县医院检查, 诊断为铅中毒性胃炎。

此事并未引起村民重视, 直到 7 月 6 日孙家南头村 1 组村民薛女士带着 8 岁的儿子涛涛和其堂弟 6 岁的洋洋, 去了一趟该市妇幼保健院。"我儿子又矮又瘦, 个头像个 4 岁的孩子, 体重还不到 25kg。我是想给他查查缺啥"。薛女士说, 儿子的堂弟则是头发不正常, 有一块一块的小斑。微量元素的检测结果令医师吃惊: 兄弟俩血铅含量分别达到了 239μg/L 和 242μg/L, 大大超出了 0~100μg/L 的正常值。

医师告诉薛女士, 血铅含量在 100μg/L 以下, 相对安全; 100~199μg/L 时, 血红素代谢受影响, 神经传导速度下降; 200~499μg/L 时, 可有免疫力低下、学习困难、注意力不集中、智商水平下降或体格生长迟缓等症状。

问题 2. 铅的主要毒性有哪些? 儿童与成人铅中毒有什么区别?

3. 儿童铅中毒后有哪些临床表现和健康损害?

薛女士家附近就是某铅锌冶炼厂, 2006 年来受其影响, 水、空气都有一些变味, 孩子的血铅含量异常, 估计与企业有关系。检查结果迅速在两个村子传开。村民带着家里的孩子到市妇幼保健医院、市中心医院、市人民医院等进行体检, 体检结果令村民大吃一惊: 几乎所有儿童的铅含量均超过了标准。

8月16日晚，环保部门给该冶炼厂下达了停产通知书。17日，该冶炼厂宣布全面停产，包括不在铅锌冶炼范围内的焦化车间。19日毗邻东岭集团冶炼公司的陕西省凤翔县长青镇孙家南头村、马道口村、高咀头村，共有1016名14岁以下儿童接受了权威检测，发现851人血铅超标，其中174名中、重度铅中毒儿童需要住院进行驱铅治疗。高咀头村285名14岁以下儿童的血铅检测有236人血铅超标，其中100~249μg/L的228人，属于高铅血症和轻度铅中毒；250~449μg/L的8人，属于中度铅中度。

由当地群众组成的监督停产小组深入厂区进行督促。该市市长在长青镇听取涉铅村民代表意见时表示，在长青工业园区环保技术和标准得不到保证、民众的健康和安全得不到保障的情况下，政府不会允许该冶炼厂重新开工。县政府现已拿出100万元，用于铅超标儿童的检测和治疗，承诺由县财政承担儿童住院排铅治疗费用，同时为在家非药物排铅的儿童配送排铅食品。企业配合政府尽快医治好血铅超标儿童，尽力办好卫生防护距离内的群众搬迁。对该冶炼厂的处理，国家法律和政策有明确的规定，除此之外，企业也要主动承担必要的社会道德责任。

问题 4. 假若你是儿童中心的一名应诊医师，应该询问患者哪些方面的问题？并建议进行哪些检查项目？

5. 儿童发生铅中毒后应如何处理？驱铅试验和治疗铅中毒的首选药物是什么？

6. 根据你所处城市或社区的情况，试制订一份简要的预防儿童铅中毒计划。

（四）案例　雾霾、健康与疾病预防

2013年1月，我国遭遇了有史以来范围最大、持续时间最长的一次雾霾天气，空气质量急剧恶化，能见度极度降低，严重影响了人们的日常生活，雾霾也因此成为举国上下关注的焦点。

霾的核心物质是空气中悬浮的灰尘颗粒，使大气浑浊，视野模糊，并导致能见度恶化。日趋严重的大气污染导致阴霾天增多，危害加重，而公众很难区分雾和霾，因此把雾和霾合并为雾霾，作为灾害性天气进行预警预报。

问题 1. 空气的理化性状包括哪些？有何卫生学意义？

雾霾形成的主要原因为：①空气中悬浮颗粒物的增加。城市化和工业化的加剧、机动车保有量的激增都会造成污染物排放量的急剧增加，进而导致能见度恶化。②在水平方向形成静风现象。风是吹散雾霾的直接动力，但城市中高楼林立，使风的作用明显减弱，造成大气中污染物的滞留和累计。③垂直方向上出现逆温。某些情况下，低层大气中的气温会随高度的增加而升高，形成逆温层，阻碍空气对流，造成污染物无法向高空飘散而滞留在低空。

形成雾霾天气，大气污染物的排放是内因，气象条件是外因，城市大气污染使雾霾频繁出现。我国目前不合理的产业结构和迅速增长的机动车是污染物排放的源头，加速了雾霾形成的内因，而环保意识的普遍欠缺无疑为严峻形势雪上加霜。

雾霾是由多种物质组成的混合物，其主要成分为二氧化硫、氮氧化物和可吸入颗粒物，前两者为气态污染物，而可吸入颗粒物是加重雾霾天气污染的罪魁祸首。空气中粒径≤10μm的颗粒物(particulate matter, PM)称为PM10，又称可吸入颗粒物，其中粒径≤2.5μm的称为PM2.5，又称为细颗粒物。雾霾天气的本质是PM2.5气溶胶污染，能见度与PM2.5的数量浓度关系密切，尤其是较重气溶胶污染导致低能见度事件时，PM2.5的比重会更大。

历史上曾发生过多次雾霾事件，其中影响最大的是1952年的伦敦烟雾事件，当时伦敦大量煤炭燃烧产生二氧化硫、粉尘等形成特大烟雾，城内暗无天日，短短 4 日内，造成了近 4000 人死亡，其后数月内还有 8000 人因此而丧生。此外，还有 1943 年美国洛杉矶汽车尾气导致的光化学烟雾事件，都是由于烟雾造成大气污染而发生的公害事件，对当地居民的身心健康造成了不同程度的损害。

我国是世界上 PM2.5 污染最严重的国家之一，其中华北、华东、华南地区年平均 PM2.5 浓度最高，接近 $80\mu g/m^3$ 水平。据国家环保部统计，我国长三角、珠三角和京津冀三大区域的城市群每年出现雾霾污染的天数达到 100 日以上，个别城市甚至超过 200 日，强度也大大增加，环境的治理迫在眉睫。

问题　2. 形成雾霾的原因有哪些？雾霾的主要有害成分有哪些？

　　3. 伦敦烟雾事件与洛杉矶烟雾事件的区别是什么？

雾霾现在不仅是一种气象问题，更是一种环境污染所导致的人群健康问题。PM2.5 吸入人体后会直接进入支气管，干扰肺部的气体交换，引发哮喘、支气管炎等肺部疾病、心脑血管疾病和肿瘤。雾霾天气时紫外线辐射减弱，空气中的传染性病菌的活性增强，同时，PM2.5 还可成为病毒和细菌的载体，为呼吸道传染病的传播推波助澜。对于支气管哮喘、慢性支气管炎、阻塞性肺气肿和慢性阻塞性肺疾病等慢性呼吸系统疾病患者，雾霾天气可使病情急性发作或病情加重。有研究显示，雾霾天气明显增加呼吸道感染的发病和死亡，即使在雾霾消散后的数月内，这种影响依然存在。另外，雾霾组成复杂，易于富集有毒有害物质，长期接触这些物质可以诱发多种呼吸道疾病。已证实 PM10、PM2.5 和二氧化硫与肺癌的发病与死亡密切相关。我国大样本人群研究显示，雾霾中二氧化硫浓度每增加 $10\mu g/m^3$，呼吸系统疾病死亡率增加 3.2%，肺癌死亡率增加 4.2%。

雾霾对心血管系统造成危害主要通过三个途径：①有毒、有害物质进入肺泡，激活肺内的促炎性反应和促氧化反应，造成内皮损伤和凝血，间接损伤循环系统；②可以通过肺泡进入血液循环，对循环系统直接造成损伤；③影响自主神经功能，进而对循环系统造成影响。雾霾与心血管疾病的发病和死亡密切相关，雾霾中二氧化硫浓度每增加 $10\mu g/m^3$，我国人群中心血管疾病死亡率增加 3.2%；心血管疾病死亡还与雾霾中的 PM2.5 密切相关。此外，雾霾天气时，空气中污染物多，气压低，容易诱发急性心肌梗死、猝死、心律失常和脑卒中等心血管疾病的急性发作。湿度高时，容易造成胸闷、血压升高。诱发的呼吸系统疾病也会增加心血管疾病患者的心脏负荷。

问题　4. 雾霾对人群健康的直接危害有哪些？

雾霾中的 PM2.5 与死亡密切相关，当 PM2.5 年均浓度达到 $35\mu g/m^3$ 时，人群的死亡风险比 $10\mu g/m^3$ 时约增加 15%，而我国大部分地区已远超这一水平，可见，雾霾已经成为我国重要的环境与健康问题。专家估计，2010 年北京、上海、广州、西安因 PM2.5 污染造成早死人数共计 7770 例，经济损失达 61.7 亿元，在 2012 年早死人数达到 8572 例，经济损失达到 68.2 亿元，如果将患者造成的治疗与工作日损失等也包括在内，其经济和社会危害更大。

雾霾的其他危害包括日照减少，紫外线辐射强度减弱，阻碍了人体维生素 D 的合成和钙的吸收，对儿童的生长发育造成不良影响；雾霾天气还会导致人的情绪低落，易诱发各种生理、心理疾病；能见度降低，易造成大范围交通阻塞，事故频发，威胁交通安全。

心血管疾病、呼吸系统疾病、肺癌是我国人群的主要死因，在其传统危险因素尚未得到有效控制的同时，雾霾天气的频繁出现无疑给防治工作带来巨大的压力。总之，我国区域内大范围空气严重污染现象同时出现的频次日益增多，雾霾对人体的身心健康和日常生活造成了严重的影响，是阻碍我国经济可持续性发展的一道重要的屏障，已经成为我国亟待解决的重大问题。

问题 5. 雾霾对人群健康的间接危害有哪些？

我国雾霾的防控形势十分严峻，国家制定了《重点区域大气污染防治"十二五"规划》，旨在建立一套全新的区域大气污染防治管理体系，改善空气环境质量。规划提出：①统筹区域环境资源，优化产业结构与布局；②控制区域煤炭消费总量，加强新能源与能源清洁利用；③大力治理大气污染，协同控制多污染物；④创新区域管理，加强联防联控管理机制。规划中强调优化产业结构，节能减排，各部门联动、齐抓共管、密切配合、全面开展大气污染的综合控制，这是切实有效改善我国雾霾天气的唯一有效办法。

鉴于我国"世界工厂"现实和目前污染状况，雾霾还将持续存在一个相当长的时间，因此对公众开展健康与疾病预防教育，加深公众对空气污染与雾霾的认识，做好健康防护工作就显得尤为重要。例，如雾霾天气减少外出、外出注意佩戴口罩、多饮水等，尤其是针对易感人群，更应注重加强防护措施，避免和减少健康危害。另外，治理雾霾不仅是政府，也是企业和每个人的责任和义务。环保、卫生等部门及志愿者应积极开展宣传活动，倡导绿色生活，使绿色消费、绿色出行、绿色居住深入人心，成为民众自觉行动，树立绿色增长理念，建立自然、环保、节俭、健康的生活方式，积极履行可持续发展的义务，切实落实全民参与环保，共同改善空气质量。

雾霾给我国人民带来了严重的危害，但对于雾霾的形成机制、有效控制措施和人群健康防护策略等方面的认识还缺乏充分的科学依据，亟需加强研究。①对我国雾霾的成因、演化机制和组成成分需要进一步研究，尤其是对公众健康造成严重影响成分的研究，如 PM2.5 和有毒有害物质等，并将其纳入常规监测体系，建立预测、预报及预警机制；②开展适应我国社会经济发展的雾霾防控途径和方法研究，为从根本上减少和消除雾霾奠定基础，为国家政策体系的建立提供科学依据和理论支持；③加强雾霾对健康危害的基础研究，围绕我国雾霾的区域特征和作用机制，开展其对人群长期健康影响的研究，并制订人群短期和长期的防治策略；④加强国际交流与多学科交流，开展雾霾与公众健康的流行病学前瞻性队列研究，探讨环境污染水平、人群暴露模式与疾病发病和死亡的相关性研究，为我国制订空气质量标准提供科学依据，同时，对国家政策和防控措施的实施进行经济学评估和成本效益分析。

问题 6. 针对雾霾天气，我国采取了哪些应对策略和措施？

7. 根据你所处城市或社区的情况，请你为控制或减轻雾霾提出几点建议。

（王建洲　甘亚楠）

实验二 膳食调查及评价

一、目 的 要 求

(1) 掌握膳食调查结果的计算及评价。

(2) 熟悉常用膳食调查方法及其优缺点。

(3) 了解营养调查的目的、内容和膳食调查的要求。

二、实 验 内 容

(一) 膳食调查的内容及方法(略)

(二) 膳食调查结果的整理及评价

1. 资料整理 无论采用何种膳食调查方法,所得资料都要进行以下几方面的统计分析。

(1) 平均每人每日摄取的各种主、副食品的名称及数量。

(2) 根据食物成分表分别计算出摄入每种食物所提供的能量和各种营养素的含量,并汇总计算平均每人每日各种营养素及能量的实际摄入量。

(3) 计算所摄入三大营养素(蛋白质、脂肪、糖类)能量百分比;并分类计算蛋白质来源(粮食类、豆类、动物类食品等)百分比和脂肪来源(动物性脂肪、植物性脂肪)百分比。

(4) 计算三餐或多餐的能量摄入百分比。

(5) 有针对性地计算需要了解的某种营养素来源的百分比,如来源于动物性食物的视黄醇和来源于植物性食物的胡萝卜素。

2. 结果评价 将调查结果与中国营养学会推荐的膳食营养素参考摄入量进行比较,并做出恰当的评价。评价的项目主要有以下几种。

(1) 食谱中所含五大类食物是否齐全,是否做到了食物种类多样化?

(2) 各类食物的量是否充足?

(3) 全天能量和营养素摄入是否适宜?

(4) 三餐能量摄入分配是否合理,早餐是否保证了能量和蛋白质的供应?

(5) 优质蛋白质占总蛋白质的比例是否恰当?

(6) 三种产能营养素(蛋白质、脂肪、糖类)的供能比例是否适宜?

在进行膳食调查时,不仅要对调查全过程进行质量控制,以保证数据、资料的准确性,同时还要善于发现问题,如食物的选购和搭配、食物的储存、加工、烹调方法及饮食制度和饮食习惯、就餐环境、卫生条件等是否符合卫生学要求。

(三) 案例分析

某女大学生,22 岁,身高 160cm,体重 48kg;经称重法调查其某日膳食,具体食谱如下。

早餐:馒头(标准粉 100g)、小米粥(小米 50g、白糖 5g)、鸡蛋 1 个(50g)。

午餐：米饭一份(粳米 100g)、红烧肉(猪肉 50g、酱油 3g、盐 2g、油 10g)、清炒小白菜(小白菜 100g、油 5g、盐 3g)。

晚餐：花卷(标准粉 60g)、豆腐脑(豆腐 100g、白糖 5g)、纯牛奶 100ml。

问题 1. 请问膳食调查主要包括哪些内容？

2. 膳食调查的方法有哪些？各自有什么优缺点？

3. 试评价该大学生当日的膳食情况(先完成下列 4 个表的计算，然后进行评价)。

表 2-1 一日营养计算表

	热量 (kcal*)	蛋白质(g)	脂肪(g)	糖类(g)	视黄醇当量(μg)	硫胺素(mg)	维生素 B₂(mg)	尼克酸(mg)	维生素 C(mg)	钙(mg)	铁(mg)	锌(mg)
合计												
RNI**												
%												

*1cal_{th}(热化学卡)=4.184J

**RNI 为营养素推荐摄入量

表 2-2 热量来源百分比

营养素	摄入量(g)	产生热量(kcal)	百分比(%)
蛋白质			
脂肪			
糖类			
合计			

表 2-3 蛋白质来源百分比

类别	摄入量(g)	百分比(%)
豆类		
动物蛋白		
其他植物蛋白		
合计		

表 2-4 三餐热量分配比

餐别	能量摄入量(kcal)	百分比(%)	推荐标准
早餐			
中餐			
晚餐			
合计			

(刘 锐 郑 弘 王建洲)

实验三　糖尿病患者食谱编制及评价

一、目 的 要 求

(1) 掌握糖尿病患者食谱的编制程序。
(2) 熟悉糖尿病患者食谱的评价和调整。
(3) 了解糖尿病患者食谱的常用编制方法。

二、实 验 内 容

(一) 食谱编制程序及方法

根据糖尿病患者的病情、年龄、身高、体重、劳动强度、是否有并发症、目前饮食状态、饮食习惯、每日所需的总能量和各种营养素的数量，参照食物成分表、经济条件、市场供应情况等编制食谱。

1. 细算法

(1) 判断体重状况：常依据标准体重和体重指数判断。①标准体重法：标准体重 (kg) = 身高 – 105，或标准体重(kg) = [身高(cm) – 100]×0.9，或查阅正常人体身高体重表；判断标准为：(实际体重 – 标准体重)/标准体重×100%，此值在 + 10%~ – 10% 为正常，10%~20% 为超重，≥20% 为肥胖，≤ – 20% 为消瘦；②体重指数法(BMI, body mass index)：BMI = 体重(kg)÷[身高(m)]^2。中国人判断标准为：18 岁以上的成年人，BMI 在 18.5~23.9 时属于正常；≤18.5 属体重不足；24~27.9 属于超重；≥28 为肥胖。

(2) 计算全日总热能：根据体重和劳动强度参考表 3-1，确定其全日的总热能。

表 3-1　成年人糖尿病热能供给量[kJ(kcal)/kg]*

体形	极轻体力劳动	轻体力劳动	中体力劳动	重体力劳动
正常	84~105(20~25)	126(30)	146(35)	167(40)
消瘦	126(30)	146(35)	167(40)	188~200(40~50)
肥胖	63~84(15~20)	84~105 (20~25)	126(30)	146(35)

*1cal$_{th}$(热化学卡)=4.184J

(3) 计算患者糖类、脂肪、蛋白质的需要量：①糖类占全日总热量的 50%~60%，开始时 20g/d，以主食计算，极轻体力劳动包括卧床休息者主食控制在 200~250g/d；轻体力劳动 250~300g/d，重体力劳动 300~400g/d，个别重体力劳动 400~500g/d。②脂肪占全日总热量的 20%~30%，或按每日 0.7~1.0(克/千克体重)计算，植物油占总脂肪的 1/3 以上，胆固醇应低于 300mg/d，合并高胆固醇症者应低于 200mg/d。③蛋白质占全天总热量的 15%~20%，或按每日 1.0~1.5(克/千克体重)计算，如有肾功能不全时，应限制蛋白质的摄入，可根据肾功能损害的程度来确定，一般占全日总热量的 10%以下或每日 0.50~0.8(克/千克体重)计算，见表 3-2。

表 3-2　不同型糖尿病膳食营养素比例

分型	糖类(%)	蛋白质(%)	脂肪(%)
轻型糖尿病	60	16	24
血糖尿糖均高	55	18	27

续表

分型	糖类(%)	蛋白质(%)	脂肪(%)
合并高胆固醇	60	18	22
合并高三酰甘油	50	20	30
合并肾功能不全	66	8	26
合并高血压	56	26	18
合并多种并发症	58	24	18

(4) 确定餐次比例：通常根据糖尿病患者饮食习惯、血糖和尿糖波动情况、服降糖药或注射胰岛素时间及病情是否稳定来确定其分配比例。应尽量少食多餐，定时定量，常用的三餐热量分配比例见表3-3。

表3-3　糖尿病患者每日膳食热量分配比例

类型	早餐	加餐	中餐	加餐	晚餐	加餐
胰岛素依赖性病情稳定	2/7		2/7		2/7	1/7
胰岛素依赖性病情不稳定	2/10	1/10	2/10	1/10	3/10	1/10
非胰岛素依赖性病情稳定	2/7		2/7		3/7	
	1/5		2/5		2/5	
	1/3		1/3		1/3	

(5) 配餐步骤：将上述计算的总热量、糖类、脂肪、蛋白质落实到主副食上，先配主食，再配蔬菜、荤菜，最后计算烹调油及调味品，按照饮食习惯，每餐食物可按 1/5、2/5、或 1/3、1/3、1/3，也可按 2/7、2/7、3/7 的比例进食即可。

2. 粗算法 细算法实施起来比较麻烦，医生常常根据细算法的经验，从实际出发，根据患者年龄、身高、实际体重、劳动强度、营养状况及饮食习惯等进行估算。

(1) 主食估算：主食量 =(标准体重/10)+1.0，这是根据轻体力劳动强度制订的基础量，具体患者应做相应的调整，如每增加一级劳动强度，主食应增加 75g；实际体重每增加 5kg 或减少 5kg，主食应减少 50g 或增加 100g。

(2) 动物性食品：一般把 50g 瘦猪肉所含蛋白质的量作为一份，即一日动物性食品份数 = 主食量×20(系数)÷50。如果实际体重比标准体重每增加或减少 5kg，则系数增加 10。由于动物性食品所含蛋白质不同，每份量也不尽相同，但常用食品 1 份相当牛奶 250g，鸡蛋 1 个(约 50g)、瘦肉 50g、鱼 50~75g。

(3) 豆制品：每日酌情加豆制品 25~150g，糖尿病患者应多食用豆制品，要求植物蛋白质与动物蛋白质之比为 2：1。

(4) 植物油：植物油(g) = 主食量(两)×4(系数)。

(5) 蔬菜：每日不少于 500g，应该注意三餐都有蔬菜，种类要多样。

(6) 水果：可在血糖稳定的情况下加水果，每次约 100g，两餐之间吃。

3. 食物交换份法 简单易行，国内、外普遍采用。此法是将常用的食物按营养成分的特点，分为四个大组，八个类别。将每一类食物的习惯用量作为一份，称为一个交换份或一个交换单位。计算出每一交换份食物所能提供的营养成分(蛋白质、脂肪、糖类、能量)，然后计算出同类的其他食物提供能量的营养成分所使用的量,用于制订食谱时交换使用(见本实验，"三、食物等值交换表")。使用此法时，先算出全日所需总热量和三大营养素的数量，确定各类食物交换份数；按食物等值交换表和个人情况选择食物，订出全日食谱。本法对患者和正常人都适用。

4. 统一菜肴法　是将每位患者的菜肴部分统一配制(分为普通组和高蛋白组)，然后用患者所需的总热量减去菜肴中的能量，所得的差值即为应由主食(谷类)提供的热量。只需算出不同患者的主食量即可订出食谱，减少了工作量，便于开展工作。

(二) 食谱的评价

食谱的评价应该包括以下几个方面。

(1) 食谱中所含五大类食物是否齐全，是否做到了食物种类多样化？

(2) 各类食物的量是否充足？

(3) 全日能量和营养素摄入是否适宜？

(4) 三餐能量摄入分配是否合理，早餐是否保证了能量和蛋白质的供应？

(5) 优质蛋白质占总蛋白质的比例是否恰当？

(6) 三种产能营养素(蛋白质、脂肪、糖类)的供能比例是否适宜？

(三) 案例：糖尿病患者食谱

患者，男性，公务员，51 岁，身高 172cm，体重 80kg。因口渴、多饮、乏力 4 年余，到当地医院就诊，查空腹血糖 8.7mmol/L，诊断为 2 型糖尿病，予以消渴丸和迪化糖锭治疗，症状逐渐减轻，血糖下降。之后一直规律服用以上药物，病情控制较为平稳。医生告诉他要控制饮食，为了控制血糖，他认为主食吃得越少越好；细粮含糖高而粗粮低，可以多吃；全素食，不吃鸡、鸭、鱼、肉；豆制品对人体健康有利，且不含糖，多多益善，植物油多吃也无妨；坚果类不含糖，多吃无妨；水果含糖高，从此不再问津，忌所有甜食。他的一日食谱如下。

早餐：麦片(100g)、红薯(100g)、荞麦馒头(荞麦 60g)。

中餐：米饭 (稻米 100g)，芹菜千张(千张 100g、芹菜 250g、色拉油 20g)，清炒西兰花(西兰花 60g、色拉油 10g)。

晚餐：小米稀饭(小米 50g、稻米 25g)、小白菜烩豆腐(小白菜 250g、豆腐 200g、色拉油 20g)、玉米面馒头(玉米面 50g)。

问题　1. 该患者的食谱是是否有助于其病情的控制？为什么(请结合该患者的具体情况和糖尿病患者食谱评价的原则进行评价)？

2. 试为该患者编制适当的一日食谱。

3. 请从表3-4~表3-7 来评价你所编制的食谱是否能满足该患者的需要？

表3-4　一日营养素计算表

	热量(kcal*)	蛋白质(g)	脂肪(g)	糖类(g)	视黄醇当量(μg)	硫胺素(mg)	维生素B₂(mg)	维生素B₃(mg)	维生素C(mg)	钙(mg)	铁(mg)	锌(mg)
合计												
RNI												
%												

*1cal_th(热化学卡)=4.184J

表 3-5　热量来源百分比

营养素	摄入量(g)	热量(kcal*)	百分比(%)
蛋白质			
脂肪			
糖类			
合计			

*1cal_th(热化学卡)=4.184J

表 3-6　蛋白质来源百分比

类别	摄入量(g)	百分比(%)
豆类		
动物蛋白		
其他植物蛋白		
合计		

表 3-7　三餐热量分配比

餐别	热量 摄入量(kcal*)	百分比(%)	推荐标准
早餐			
中餐			
晚餐			
合计			

*1cal_th(热化学卡)=4.184J

三、食物等值交换表

1. 六类食品划分

编号	食品类别	1单位[334.7kJ(80kcal)]食品营养素含量*	蛋白质(g)	脂肪(g)	糖(g)
1	谷类	谷类、薯类、含糖多的蔬菜及果实豆类(大豆及其制品除外)	2	—	18
2	水果类		—	—	20
3	瘦肉类	禽、鱼、肉、蛋、豆制品	9	5	—
4	豆乳类	黄豆、青豆、豆浆、牛乳、乳粉	4	5	6
5	油脂类	烹调油、花生、核桃、芝麻酱	—	9	—
6	蔬菜类	各种蔬菜(含糖多的除外)、菌藻类	5	1	13

*1cal_th(热化学卡)=4.184J

2. 不同热量需求者每日所需食品单位

每日总热量表 kJ(kcal)	合计(单位数)	各类食品单位数					
		1类	2类	3类	4类	5类	6类
5021(1200)	15	7	1	3	1	1.5	1.5
5439(1300)	16.25	8	1	3	1	1.75	1.5
5858(1400)	17.5	9	1	3.25	1	1.75	1.5
6276(1500)	18.75	10	1	3.5	1	1.75	1.5
6694(1600)	20	10	1	3.5	2	2	1.5
7113(1700)	21.25	11	1	3.75	2	2	1.5
7531(1800)	22.5	12	1	4	2	2	1.5
7950(1900)	23.75	13	1	4	2	2	1.75
8368(2000)	25	14	1	4.25	2	2	1.75

每日总热量表 kJ(kcal)	合计(单位数)	各类食品单位数					
		1类	2类	3类	4类	5类	6类
8786(2100)	26.25	14	1	4.75	2	2.5	2
9205(2200)	27.5	14	1	55	2	3	2

3. 等值谷类交换表(每25g白米或面粉可换下列一种食品的克数)

生挂面	25	绿豆或赤豆	25	小米	25	干粉条	25	玉米面	25	凉粉	400
咸面包	37.5	土豆(食部)	125	生面条	30	茨菇(食部)	75	苏打饼干	25	山药(食部)	125
银耳	25	藕粉	25	荸荠	150						

4. 等值蔬菜交换表(按规定的量可以互换任一种食品)

下列含糖3%蔬菜食部每份500g

白菜、圆白菜、菠菜、油菜、韭菜、芹菜、莴笋、西葫芦、西红柿、冬瓜、黄瓜、苦瓜、茄子、绿豆芽、菜花、鲜蘑菇、龙须菜等

下列含糖4%以上蔬菜食部每份重量(g)

瓜果及鲜豆类：倭瓜350、扁豆250、柿椒350、四季豆250、丝瓜300、鲜豌豆100、鲜豇豆250

根茎类：萝卜350、胡萝卜200、蒜苗200

其他：水浸海带75

5. 等值水果交换表(按规定的量可以互换任一种水果，单位：g)

鸭梨	250(2小个)	西瓜	75	葡萄	200(20粒)	鲜荔枝	225(6个)
苹果	200(2小个)	香蕉	100(2小个)	桃	175(1大个)	黄岩蜜橘	250(中2个)
李子	200(4小个)	橙	350(中3个)	鲜枣	100(10个)	汕头蜜橘	275(中2个)

6. 等值瘦肉交换表(按规定的量可以互换任一种食品单位：g)

瘦猪肉	25	香肠	20(三寸长一细根)	大排骨	25	鱼	75	酱肉	25	家禽类	50
猪舌	50	虾	75	猪心	70	蛤蜊肉	100	猪肝	70	肉松	20(约1.5汤匙)
瘦牛肉	50	鸡蛋(市品部)	55(1斤9个的)	1个		豆腐脑(带卤)	200				
瘦羊肉	50	鸭蛋(市品部)	55(1斤9个的)	1个		麻豆腐	125	兔肉	100	南豆腐	125
北豆腐	100	豆腐干	50	豆腐丝	50	干黄豆(或干青豆)	20				

7. 等值豆类乳类交换表(按规定的量可以互换任一种)

淡牛奶 110ml(半瓶) 豆浆 200ml(1小碗) 牛奶(罐头，淡) 60ml 豆汁(市场售) 500ml

牛奶粉 15克豆腐粉 20克酸牛奶(无糖) 110ml(半瓶)

8. 等值油脂交换表(按规定的量可以互换任一种)

花生油(或豆油或菜油或麻油) 1汤匙 葵花子 30g 花生米(生的或炸的 30粒)5g

南瓜子 30g 核桃仁 12.5g 芝麻酱(一汤匙)15g 杏仁(10粒)15g

(刘 锐 郑 弘 王建洲)

实验四 食物中毒案例讨论

一、目 的 要 求

(1) 掌握引起食物中毒的原因、类型、临床表现、诊断、鉴别诊断及治疗处理原则和方法。

(2) 熟悉食物中毒的调查与处理方法。

(3) 掌握食物中毒的预防措施。

二、食物中毒案例

2006 年 7 月 8 日下午 20：30 左右，地处我国中南部的某中等城市中心医院肠道门诊在数小时内连续接诊 30 多人，患者都说感觉不舒服，主要是恶心、呕吐、脐上部阵发性绞痛、腹泻等。

问题 1. 医院门诊的医师应考虑可能发生了什么问题？应如何处置？

2. 如果怀疑发生了食物中毒，应该依据什么予以确诊？准备询问哪些项目？接下来应做些什么工作？

该中心医院肠道门诊部于当晚 21：30 左右向市卫生监督局电话报告，市卫生局当班人员早在晚间 21：00 相继收到市区内几家大型医院门诊的类似电话报告，随将此情况报告相关领导，并要求各医院的门诊医师详细了解患者的主要临床症状和近几日的进餐情况，以便为下一步的调查工作打好基础。

经过门诊医师询问患者和护送患者的知情家属后，疾控中心汇总患者共有 269 名均有腹痛、腹泻症状，有恶心者 225 人，占 83.6%；呕吐者 194 人，占 72.2%；腹痛多为阵发性疼痛或绞榨样痛，部位在上腹部和脐周围，腹泻多为淡血水样的血便，腹泻最多 10 次，最少 2 次。个别患者转为脓血便，少数患者诉说有里急后重，除了恶心、呕吐外，部分患者还有畏寒、发热(体温在 38℃左右)71 人，占 26.4%，并有乏力、脱水等表现，个别患者出现中毒性休克、酸中毒、肌肉痉挛等。经询问所有的患者得知，他们均于当天下午 18：00 许在城区的某娱乐城酒店参加亲友的结婚宴席，该宴席中等规模，宾客共有 300 余人。

问题 3. 根据以上临床医师提供的情况，事发所在地卫生监督部门应该进一步做些什么工作？他们应该请医护人员做些什么？

4. 市级食品卫生监督部门应该做一些什么工作？

经市卫生监督管理局实地调查和各家医院报告资料汇总，发现从 7 月 8 日下午 21：00 起全市公立和私立具有一定规模的，共 8 家医院报告食物中毒，患者均在该酒店参加宴席。共有 320 余人，在医院因食物中毒就诊者 269 人，罹患率为 84.1%，其中大部分患者仅进行门诊处理后回家休息调养，但有 52 人留院观察、31 人住院治疗、病情危重的 20 人，有一名 60 余岁的男性老者发生心肌炎，经中心医院抢救后病情好转。所有中毒患者中无一例死亡。患者年龄最大的 76 岁，最小的 10 个月。根据 269 例患者的调查，本次食物中毒的潜伏期最短为 3 小时，最长为 31 小时，平均潜伏期 10~17 小时，进餐后 4~7 小时发病达到高峰，患者发病时间比较集中而无余波，个别中毒患者症状持续 7~8 天。

问题 5. 应该如何鉴别各种类型的食物中毒(细菌性与非细菌性食物中毒、细菌性食物中毒与暴发性肠道传染病的各自特征)?

根据上述分析，卫生医疗部门考虑此次事件为食物中毒，参考实验室检验结果表明：

(1) 患者的呕吐物、排泄物检验结果如下：

表 4-1　78 例患者的呕吐物、排泄物的细菌学检验结果

样本内容	样本数	细菌检验项目及其结果	例数及指标
患者粪便(包括肛拭)	78	副溶血性弧菌	67(占 85.89%)
		变形杆菌阳性	1 份(占 1.28%)
呕吐物	12	副溶血性弧菌	1 份(占 0.83%)

(2) 健康带菌者的检查：对 9 名熟食间操作的工作人员咽部擦拭，检验结果全部为金黄色葡萄球菌阳性，7 名肠道带菌检查都为阴性，但有 4 名熟食间操作员在加工宴席食品时品尝过一些宴席使用食品，其肛拭样本中检出了副溶血性弧菌。

(3) 砂滤水：采集了该酒店砂滤水 3 份，均未检出致病菌。其他水质指标均符合国家卫生标准。

(4) 剩余熟食：采集酒店和个别就餐者带回家中的剩余炒菜计 20 份，检出副溶血性弧菌 14 份，检出率为 70.0%，同时检出大肠杆菌 4 份，变形杆菌 2 份。

(5) 剩余生的河虾：感官检查肉质灰白，无特别异味，质量尚可，微生物检验查出副溶血性弧菌；理化检验挥发性盐基氮为 20.26mg/kg。

(6) 对熟食间所用工具、容器等环节采样 26 份，分别检出副溶血性弧菌 5 份、大肠杆菌类 21 份。

(7) 血清学检验结果：血清凝集效价上升明显，最低者 1∶160，最高的竟达 1∶1280。而 7 例正常血清对照及抗原对照则全部阴性。

(8) 简易动物实验：选取患者的呕吐物中分离出的副溶血性弧菌株，制备含菌量相当于 8×10^6 个/ml 的菌液用小白鼠做实验(雌雄各两组)。实验组注射菌液 1 小时候后均发病，5~6 小时内陆续死亡。雌性鼠组早死于雄性组。而对照组用生理盐水的则无死亡。

上述样品中的副溶血性弧菌均属于同一抗原型，菌体抗原 O_4，荚膜抗原 K_{11}。

问题　6. 该酒店本次发生的食物中毒属于何种类型的食物中毒？

7. 患者的粪便中副溶血性弧菌检出率高达 85.9%，为什么在呕吐物中却仅有 0.83%？原因何在？

8. 在发病的患者中同时检出 1 例变形杆菌，你有何看法？

9. 卫生监督部门为什么要对该酒店的砂滤水和食品操作人员的健康状况进行查，有何卫生学意义呢？

10. 根据上述实验室检验结果，你能否对这次食物中毒的病因做出诊断？并说明其理由和依据。

2006 年 7 月 8 日该酒店晚宴菜肴由鄂菜师傅掌勺。主要热菜品种有新华卤水鸭、清蒸武昌鱼、水晶虾仁藕圆等；主要冷菜品种有什锦大冷盘、凉拌三丝、凉拌粉皮等。什锦大冷盘和点心分别由熟食专间和点心间统一配置供应晚餐。结果晚上所有赴宴的顾客均发病，而发病者都食用过什锦大冷盘。有一患者并未赴宴而食用了家人带回去的剩余冷盘，结果也发病。家中其他未吃者则没发病。除一名患者仅食用少量的白斩鸡肉外，其余都吃过冷盘菜中的盐水虾，且食入多者症状较重。另有一名厨师不相信盐水虾有卫生问题，亲

口品尝后身体果然出现不适。调查时大多数就餐者反映盐水虾质量太差，色泽灰黑，有异味，肉质不鲜，无弹性，壳肉粘连难以剥离。

问题 11. 你认为该起食物中毒的可疑食品是什么？为什么其中一名患者仅品尝了少量白斩鸡肉后也出现了发病现象呢？

经进一步现场卫生调查表明：当班的加工厨师在对盐水虾加工时，为省事，一次将 10kg 左右的虾一起倒入锅中，并未及时翻炒，造成锅底部烧糊枯焦，而上部的并没烧熟煮透，厨师发现虾烧焦后，即用冷水冲洗，而后将其浸泡在盐水中，使之色、味改变。熟食加工间随意让人进出，专间内卫生状况不佳，苍蝇乱飞，加工用具和容器生熟没有分开，并用浸过盐水虾的水又去浸泡白斩鸡。此外，该酒店又将昨日剩下的几公斤盐水虾未经彻底加热烧透，也一起供应给顾客。

熟食间内用具、容器均未进行过定期和随时消毒，且摆放零乱。经采样，检出大肠杆菌 23 件，检出副溶血性弧菌 4 件。

2006 年 7 月 8 日当天气温 35.6℃，相对湿度 45%~90%，而供应晚宴的五六十盘什锦冷盘菜，早于下午 14：00 前全部配好，在熟食间中放置时间长达 5 小时多。

问题 12. 你认为该酒店主要存在哪些问题？针对该酒店出现的问题，应该怎样预防细菌性食物中毒？

13. 食物中毒的现场处理原则是什么？

该酒店引起的重大食物中毒事件，其特点是来势汹，病情紧，规模大，严重影响了顾客的身心健康。为此，市卫生监督部门根据《中华人民共和国食品卫生法》第三十七条之第四、第五款，做出该酒店停业、限期改进，罚款 3 万元的行政处罚。

问题 14. 该酒店发生这次食物中毒的特点与哪些因素有关(试分析一下主、客观因素与该事件的关系)？

15. 相关饮食服务行业如何从本次事件中吸取教训，防止此类事件再次发生？

(王建洲　甘亚楠)

实验五　职业病案例讨论

一、目的要求

(1) 掌握职业病的诊断及处理原则。
(2) 掌握尘肺病的预防与控制措施。
(3) 熟悉职业中毒案例的分析方法。
(4) 熟悉工作场所职业病的调查与评价的方法。

二、职业病案例

(一) 案例　慢性铅中毒

患者，男性，38 岁，因头痛、失眠、食欲不振，偶有脐周围绞痛 3 个月而入院，用手压腹部可使其缓解。体格检查：神志清楚，心肺检查未见异常；腹平软，肝脾不大；四肢痛触觉及四肢腱反射未见异常，未引出病理反射，脸颤(+)，舌、手指颤(-)；血尿常规、肝功能检查正常；脑电图、心电图正常，胸片正常。

问题　1. 根据以上资料，你认为病史询问是否完整？还应补充些什么？

2. 当你遇到腹绞痛患者时，应考虑哪些病症？

3. 可引起腹绞痛的最常见的职业性毒物是哪种？哪些工种工人可接触该毒物？

患者在某塑料厂炼塑车间做捏合工 8 年，每日工作 8 小时。生产塑料中加入稳定剂二盐基亚磷酸铅、三盐基亚磷酸铅、硬脂酸铅等。患者有 8 年铅接触史，且卫生习惯不好，工作中经常不洗手吃东西和吸烟，疑该患者为慢性铅中毒。

问题　4. 如要确诊患者是铅中毒，你认为还应做些什么临床化验？

5. 在上述病史的基础上，还应做什么调查研究？

到患者工作现场进行调查，发现该厂工艺过程为：将原料加入锅内，加热 50~60℃，每日消耗原料超过 100kg，在搅拌及过筛过程中接触铅粉尘。当年测定空气中铅尘浓度为 12.25mg/m³。车间大小为 14m³，无排尘设备，无个体防护设备，未开展工人职业健康监护和职业健康教育等工作。根据患者职业史和临床症状，转至职业病院进行诊治。入院时检查：尿铅 1.32μmol/L，尿 ALA 65.4μmol/L，红细胞 FEP 2.3μmol/L，诊断性驱铅试验尿铅为 9.16μmol/L (1.9mg/L)，14.47μmol/24h (3.0mg/24h)。

问题　6. 该患者可诊断为哪一级慢性铅中毒？慢性铅中毒常用的解毒剂是什么？

7. 除特效解毒治疗外，还应给予哪些辅助治疗？

8. 请指出此工作现场存在的问题并对该塑料厂提出改进意见。

患者入院后诊断为慢性铅中毒，用依地酸二钠钙 (CaNa₂-EDTA) 1g 加入 10%葡萄糖溶液中静脉滴注驱铅治疗，共驱铅 16 次，尿铅降至 1.2μmol/L (0.25mg/L)，2.89μmol/24h (0.6mg/24h)，共住院 77 日，好转出院。

问题　9. 经驱铅治疗出院后患者应注意哪些事项？

10. 试述职业病的三级预防范畴？用人单位定期组织工人体检属于哪一级预防？

(二) 案例 慢性苯中毒

患者，张某，女性，36 岁，某皮鞋厂仓库保管员。因头痛、头昏、乏力、失眠、多梦、记忆力减退、月经过多及牙龈出血而入院。入院检查：神志清楚，呈贫血面容，皮肤黏膜无淤点，体温 37℃，呼吸 21 次/分，血压 110/65 mmHg，心肺 (-)，腹部平软，肝在肋下 1.5cm。血常规检查：白细胞计数 $2.5×10^9$/L，中性粒细胞计数 $1.3×10^9$/L，血小板 $50×10^9$/L，红细胞 $3×10^{12}$/L，血红蛋白 60g/L；尿常规检查(-)；肝功能检查正常。骨髓检查诊断为再生障碍性贫血。

问题 1. 引起再生障碍性贫血的最常见职业毒物是什么？其职业接触机会主要有哪些？

2. 要确定其为职业性中毒，还应做哪些调查研究？

患者自述以往身体健康，从 1990 年开始担任仓库保管员工作，工作一贯勤勤恳恳，每日按时上下班。仓库中存有苯、甲苯、汽油、乙酸乙酯等化学品，有密切接触史。经测定，空气中苯浓度最低为 120mg/m³，最高达 360mg/m³（苯的时间加权平均容许浓度为 6mg/m³），超标达 20~60 倍，诊断为慢性苯中毒。

患者的办公室设在仓库内，工作时无任何防护措施，室内无通风排毒装置。上岗前未进行健康检查，无在岗期间健康检查制度，从未接受过职业卫生宣传教育。本人不知道仓库中存放的苯、甲苯、醋酸乙酯等是有毒的物质。从事此工作后出现了头痛、头昏、失眠、记忆力减退、月经过多及牙龈出血等症状后才去医院就诊治疗。

问题 3. 慢性苯中毒的诊断依据是什么？

4. 比较急慢性苯中毒的临床表现有何不同？

5. 应对接触苯作业工人进行哪些职业卫生服务？

住院后经用升白细胞药、多种维生素、核苷酸类药物、强的松、丙酸睾丸素，辅以中草药治疗，患者的病情好转，血象回升至正常水平，出院休息半个月后，又回到原工作岗位，继续从事仓库保管工作，7 个月后患者出现反复发热、口腔溃疡、月经过多、牙龈出血等，症状较以前更严重，因而再次入院治疗。

问题 6. 简述慢性苯中毒的治疗和处理措施。

7. 患者因相同症状再此入院给了我们什么启示？

(三) 案例 尘肺[*]

患者，男性，29 岁，2004 年 3 月因身体不适到医院就诊，主诉近 2 个月来时有咳嗽、胸闷、乏力、干点活就觉气促，并且症状逐渐加重。体格检查：T 36.5℃，R18 次/分，BP110/75mmHg。精神好，合作；心脏各瓣膜区听诊未闻杂音，肺部听诊未闻干湿啰音；腹平软，肝脾肋下未触及。实验室检查：血、尿常规检查未见异常，肝功能检查正常；心电图、肺功能检查未见异常；X 线胸片可见两肺野纹理增多、增粗、变乱，两肺野散在一定量圆形小阴影，直径多在 2~3mm，密度稍高且均匀，边缘清楚，心膈未见异常；痰检(3 日)未发现抗酸杆菌，结核菌素实验 PPD(-)。

询问患者职业史，自述 1997 年 7 月到浙江省温州市某矿石研磨厂打工(否认入厂前有其他粉尘接触史)，于 2000 年 6 月离开了研磨厂，回到四川老家，之后也从未有过粉尘接触史，2004 年初突感身体不适并逐渐加重。他在研磨厂的工作就是将一种叫腊石的

---

* 尘肺，全国科学技术名词审定委员会推荐使用的规范名词是：肺尘埃沉着病。

制陶瓷的原料粉碎成粉，然后进行包装，工作场地弥漫着雾一样的粉尘，工作时头发、眉毛都沾满了粉尘，像个白头翁，每日工作 10~12 小时。患者既往身体健康，无呼吸系统传染病史。

问题 1. 何谓生产性粉尘？简述其对人体的致病作用。

2. 在我国最常见和危害最严重的是哪一种尘肺病？其常见的接尘作业有哪些？

3. 根据以上资料，如要确定此患者为该种尘肺病还需做哪些调查研究？

该厂于 1992 年建成投产，主要生产陶瓷石粉，有接粉、进料、粉碎、包装等工种，整个生产过程中均产生粉尘。该患者从事粉碎和包装工作，车间里没有通风防尘设备，工厂也未给他们配备个人防护用品，工厂未进行过作业环境监测，也未对工人进行过职业健康检查。生产场所粉尘浓度测定：①粉尘中主要成分为游离 SiO_2，游离 SiO_2 含量为 66.3%。②游离 SiO_2 粉尘短时间接触容许浓度(PC-STEL)为 $30mg/m^3$(国家卫生标准：含 50%~80% 游离 SiO_2 粉尘 PC-STEL 为 $1.5mg/m^3$)。

问题 4. 何谓矽尘作业？影响矽肺[*]发病的主要因素有哪些？

5. 何谓"速发型矽肺"和"晚发型矽肺"？此患者可能为那一种矽肺？

6. 矽肺病[**]主要诊断依据有哪些？其最常见、危害最大的并发症是什么？

患者申请职业病诊断，住院进行医学观察 1 个月，最后由 3 名职业病诊断资格医师集体阅片诊断，排除了肺结核等呼吸系统疾病，胸片上 6 个肺区有圆形小阴影 q 影，密度为 1 级，总体密集度 1 级。根据矽肺的诊断标准诊断此患者为矽肺病。确诊后用 4%克矽平水溶液 8~10ml，每日喷雾吸入 1 次，3 个月为 1 个疗程，间隔 1~2 个月后，复治 2~4 个疗程，以后每年复治 2 个疗程，同时加强营养和妥善的康复治疗，延缓病情进展和预防并发症。

问题 7. 根据以上 X 线胸片结果，此患者可诊断为哪一期尘肺？

8. 简述矽肺的治疗与处理措施。

9. 我们应如何预防和控制尘肺的发生？

（郑 弘 王建洲 甘亚楠）

---

[*] 矽肺，全国科学技术名词审定委员会推荐使用的规范名词是：硅沉着病

[**] 矽肺病，全国科学技术名词审定委员会推荐使用的规范名词是：硅肺病

实验六　数值变量资料的统计分析

一、目的与要求

(1) 数值变量资料的统计描述。

1) 掌握数值变量资料的特点、频数分布的类型及频数分布表的用途。

2) 了解频数分布表的制作。

3) 掌握算术均数、几何均数、中位数的意义、计算和用途。

4) 掌握极差、四分位数间距、方差、标准差和变异系数的意义、计算方法及用途。

5) 掌握正态分布的概念、特征和正态分布曲线下面积分布规律。

6) 熟悉医学参考值范围的制订方法。

(2) 总体均数的估计和假设检验。

1) 掌握抽样误差、可信区间的概念。熟悉 t 分布的特征、总体均数的估计方法。

2) 掌握假设检验的基本原理、注意事项。

3) 掌握假设检验的一般步骤及常用数值变量资料的假设检验方法。

4) 掌握方差分析的基本思想和应用条件，了解计算步骤。

(3) SPSS 软件在数值变量资料分析中的应用。

1) 掌握 SPSS 软件建立数值变量资料数据库的基本方法。

2) 掌握 SPSS 软件计算算术均数、几何均数、中位数、极差、百分位数、四分位数间距、方差、标准差的方法。

3) 掌握 SPSS 软件对数值变量资料的统计分析：单样本 t-检验、两样本 t-检验、配对 t-检验、单因素方差分析、配伍组设计方差分析。

二、实　验　内　容

(一) 计算分析

(1) 某地随机抽样检测了 100 例 30~40 岁健康成年男性的血清总胆固醇值(mg/dl)，具体数据见表 6-1。

表 6-1　100 例 30~40 岁健康成年男性的血清总胆固醇值(mg/dl)

202	165	199	234	200	213	155	168	189	170	188	168	184	147	219
174	130	183	178	174	228	156	171	199	185	195	230	232	191	210
195	165	178	172	124	150	211	177	184	149	159	149	160	142	210
142	185	146	223	176	241	164	197	174	172	189	174	173	205	224
221	184	177	161	192	181	175	178	172	136	222	113	161	131	170
138	248	153	165	182	234	161	169	221	147	209	207	164	147	210
182	183	206	209	201	149	174	253	252	156					

1) 该组数据为何种类型资料?

2) 使用 SPSS 软件做直方图，参照表 6-2 格式列出频数分布表，指出其分布类型。

表 6-2　血清胆固醇水平的频数分布

血清总胆固醇(组段)	频数
合计	

3) 试根据本资料的分布类型，选择适当的统计指标，描述其集中趋势和离散趋势。写出结果、公式及 SPSS 操作主要步骤。

(2) 某疾病预防控制中心对 20 名麻疹易感儿童经气溶胶免疫 1 个月后，测得其血凝抑制抗体滴度见表 6-3。

1) 请指出该组数据类型。

2) 请计算平均抗体滴度(写出结果、公式及主要 SPSS 操作步骤)。

表 6-3　20 名麻疹易感儿童免疫后血凝抑制抗体滴度倒数

抗体滴度倒数	20	40	80	160	320
例数	3	4	6	4	3

(3) 调查某地 110 名正常人血铅含量(μmol/L)，数据见表 6-4。

表 6-4　110 名正常人血铅含量(μmol/L)

2	2	2	2	2	3	3	3	3	3
3	4	4	4	4	4	1	1	5	5
5	5	5	5	5	5	6	6	6	6
6	6	6	7	7	4	5	4	2	2
2	7	7	7	7	7	1	2	3	8
8	8	8	8	8	8	2	5	9	9
9	9	9	9	1	2	3	5	10	10
10	6	7	8	11	11	11	11	12	12
10	10	12	12	12	3	3	4	4	1
4	1	13	13	13	13	13	1	2	1
2	14	14	13	13	12	14	15	15	15

1) 指出该资料的分布类型。

2) 试估计该地正常人血铅平均水平(写出 SPSS 操作步骤和结果及公式)。

3) 求正常人血铅含量 95% 的医学参考值范围(写出 SPSS 操作步骤和结果及公式)。

(4) 某学者收集了某地 3 岁女孩身高与体重资料，得平均身高为 92.88cm，标准差为 4.52cm；平均体重为 13.21kg，标准差为 1.47kg。试比较该地 3 岁女孩身高与体重的变异程度。

(5) 抽样调查了 200 个健康成年男性的血钙值，得均数为 10.28mg／100ml，标准差为 2.1mg/100ml。现有同一地区成年男性血钙值为 8.5mg/100ml，问此人血钙值是否正常？

(6) 某市抽样调查健康成年男性 100 人的血清总胆固醇值(mg/dl)，数据见表 6-1。已知健康男性血清总胆固醇值成正态分布。

1) 估计该市健康男性血清总胆固醇值的平均水平。

2) 该市某成年男子血清总胆固醇值为 415 万/mm^3，是否正常？

3) 以前该市健康成年男性血清总胆固醇值平均数为 470 万/mm^3，问现在健康成年男性血清总胆固醇值是否不同于以往？

备注 第 6 及以下第 7、8、9、10 和 11 题的作业要求如下：① 建立假设并写出所用检验公式。② 用 SPSS 软件建立数据文件进行统计分析，并将变量名、主要操作步骤及主要分析结果抄录下来。③ 正确解释结果，并做出结论。

(7) 某医师用新药和常规药物治疗小儿贫血，将 22 名贫血患儿随机等分两组，分别接受两种药物治疗，疗程结束后测得血红蛋白增加量见表 6-5。

表 6-5 不同药物治疗小儿贫血血红蛋白增加量

药物	人数	血红蛋白增加量(g/L)										
新药	11	24	36	25	16	26	34	23	20	15	19	28
常规药	11	14	18	20	15	22	24	21	25	27	23	20

1) 该组数据为何种类型资料？

2) 该临床研究采用的是哪种设计？

3) 两组同药物治疗效果是否不同？

(8) 两组某医师治疗某病患者 10 名，治疗前后测得红细胞沉降率结果见表 6-6。

表 6-6 10 名某病患者治疗前后红细胞沉降率情况

患者编号	红细胞沉降率(mm/h)	
	治疗前	治疗后
1	28	25
2	30	28
3	24	22
4	33	32
5	34	34
6	28	26
7	26	21
8	24	27
9	27	25
10	26	21

1) 该临床研究采用的是哪种设计？

2) 治疗后患者红细胞沉降率测量值是否低于治疗前？

(9) 为比较 SYSMEX-A6000 全自动血凝仪与 STA COM PACT 血凝仪测定血浆纤维蛋白原的结果，12 例患者标本用两台血凝仪同时测定血浆纤维蛋白原，结果见表 6-7，问两种仪器检测结果有无差别？

表 6-7 12 例患者不同检测仪器测定血浆纤维蛋白原结果比较

仪器	1	2	3	4	5	6	7	8	9	10	11	12
SYSMEX-A6000	4.5	4.6	5.5	5.0	5.1	3.9	4.0	4.7	3.8	5.3	3.7	5.6
STA COMPACT	4.1	3.5	5.3	4.6	4.5	3.2	4.1	4.6	4.0	5.2	3.6	4.2

(10) 为了研究胃癌与胃黏膜细胞中 DNA 含量(AU)的关系，某医师测得数据如下，见表 6-8。试问四组人群的胃黏膜细胞中 DNA 含量是否相同？(要求做两两比较)

表 6-8　四组人群的胃癌黏膜细胞中 DNA 含量(AU)

组别	例数				DNA 含量				
正常人	7	12.9	14.4	9.0	10.1	13.7	12.2	12.9	
胃黏膜增生	9	13.9	17.2	17.5	14.7	14.6	13.0	11.2	16.4	13.4
早期胃癌	9	20.3	18.0	23.4	19.9	21.0	20.6	23.5	21.0	24.2
晚期胃癌	11	25.1	26.3	26.0	22.0	19.9	23.1	21.1	17.5	19.4
		18.8	17.9						

(11) 在新研发的 4 种保健饮料抗氧化试验中，拟用 24 只小鼠按体重相近分为 6 个区组，每个区组内 4 只小鼠随机接受 4 种饮料处理，以肝脏 MDA(丙二醛)含量为指标，实验结果见表 6-9，问 4 种饮料的抗氧化效果有无差别？

表 6-9　服用 4 种饮料后小鼠的肝脏 MDA 含量(nmol/mg prot，纳摩尔/毫克蛋白)

区组	A	B	C	D
1	0.80	0.36	0.17	0.28
2	0.74	0.50	0.42	0.36
3	0.52	0.20	0.38	0.30
4	0.48	0.18	0.44	0.22
5	0.76	0.26	0.28	0.13
6	0.71	0.28	0.41	0.32

(郭怀兰　章顺悦　郑　弘)

实验七 分类变量资料的统计分析

一、目的与要求

(1) 分类变量资料的统计描述。
1) 掌握分类变量资料或计数资料的特点。
2) 掌握常用相对数的概念、计算和应用注意事项。
3) 熟悉率的标准化法意义及其计算方法。
(2) 总体率的估计和假设检验。
1) 熟悉率的抽样误差的概念和总体率的估计。
2) 掌握 χ^2 检验的应用条件、计算方法和注意事项。
3) 熟悉率的 u 检验方法。
(3) SPSS 软件在分类变量资料分析中的应用。
1) 掌握分类变量资料数据库建立的基本方法。
2) 掌握使用 SPSS 软件分析分类变量资料(χ^2 检验)。

二、实验内容

(1) 某工厂保健站在职工健康状况报告中写到："在 983 名工人中，患慢性病者有 236 人，其中女性 174 人，占 73.7%；男性 62 人，占 26.3%，所以女性易患慢性病"。你认为是否正确？为什么？

(2) 某医生调查了甲、乙两工厂同工种工人某病患病情况，结果见表 7-1。根据此资料，该医师认为乙厂工人某病患病率高于甲厂，你是否同意？若不同意请说明原因并计算结果做出结论。

表 7-1 甲、乙两厂同工种工人某病患病率

工龄	甲 厂			乙 厂		
	职工人数	患者数	患病率(%)	职工人数	患者数	患病率(%)
5 年以下	480	16	3.33	200	6	3.00
5 年以上	180	23	12.78	440	42	9.55
合计	660	39	5.91	640	48	7.50

(3) 已知我国 1~59 岁人群乙肝表面抗原携带率为 7.18%，现有某医师随机抽查某地区 1~59 岁人群 258 人血清，其中 23 例阳性。请问该地乙肝表面抗原携带率是否高于全国平均水平？

备注：第(3)至第(11)题的作业要求如下：① 建立假设并写出所用检验公式。② 用 SPSS 软件建立数据文件并进行统计分析，将变量名、主要操作步骤及主要分析结果抄录下来。③ 正确解释结果，并做出结论。

(4) 抽样调查某地 50 岁以上人群，发现吸烟者 236 人中，患慢性气管炎者 48 例；不吸烟者 162 人中，患慢性气管炎者 12 例。请问吸烟者与不吸烟者慢性气管炎患病率是否不同？

(5) 根据表 7-2 资料，试比较甲、乙两工厂职工医疗保险参保率有无不同。

表 7-2 甲、乙两厂职工参保情况

单位	职工人数	参保人数	参保率(%)
甲厂	180	122	67.78
乙厂	256	214	83.59
合计	436	336	77.06

(6) 根据表 7-3 资料，试比较不同疗法治疗小儿单纯性消化不良疗效有无差别。

表 7-3 不同疗法治疗小儿单纯性消化不良效果

疗法	例数	痊愈数
甲法	35	29
乙法	38	35
合计	73	64

(7) 某学者用某化学物质进行肿瘤诱发试验表(7-4)，实验组 15 只小白鼠中 4 只发生癌变，对照组 10 只小白鼠中无 1 只发生癌变，两组癌变率有无差别？

表 7-4 化合物诱癌试验结果

分 组	发癌数	未发癌数	合计
实验组	4	11	15
对照组	0	10	10
合计	4	21	25

(8) 表 7-5 反映 3 个地区花生污染黄曲霉毒素 B_1 的情况，试分析 3 个地区花生黄曲霉毒素 B_1 污染有无差别。

表 7-5 不同地区花生黄曲霉毒素 B_1 污染情况

地区	样品数	污染数
甲	46	6
乙	50	10
丙	29	12

(9) 某地城市和农村 20~40 岁已婚妇女避孕方法如表 7-6 所示，试分析该地城市和农村避孕方法的总体分布是否有差别。

表 7-6 某地城市和农村已婚妇女避孕方法比较

地区	避孕方法				合计
	节育器	服避孕药	避孕套	其他	
城市	153	33	165	40	391
农村	320	75	43	18	456
合计	473	108	208	58	847

(10) 两名医师分别阅看 80 张胸片，以诊断肺门淋巴结核，结果见表 7-7。请问他们的阅片结果是否不同？

表 7-7　两名医师阅片结果

甲医生	乙医生		合计
	+	−	
+	27	34	61
−	7	12	19
合计	34	46	80

(11) 现有 180 份标本，每份分别接种于甲、乙两种培养基。结果两种培养基都生长者 82 份，甲种培养基生长乙种不生长者 5 份，乙种培养基生长甲种不生长者 33 份，两种培养基都不生长者 60 份。问两种培养基培养效果是否相同？

(郑　弘　郭怀兰　章顺悦)

实验八 秩 和 检 验

一、目 的 要 求

(1) 掌握非参数统计方法的概念和适用条件。
(2) 熟悉配对设计、两样本设计及多样本设计秩和检验的基本原理和步骤。
(3) 熟悉用 SPSS 软件做非参数秩和检验。
(4) 了解非参数统计方法的优、缺点。

二、实 验 内 容

(1) 分别用 H^3 法和 I^{131} 法两种血浆皮质醇放射免疫法同时检测 10 份血浆标本,检测结果见表 8-1,试比较两种测定方法结果有无差别。要求写出假设检验步骤、结果及简要操作步骤。

表 8-1 两种放射免疫法检测血浆皮质醇(μg/100ml)结果

编号	1	2	3	4	5	6	7	8	9	10
H^3 法	10.0	7.5	5.5	5.5	14.0	10.0	6.0	5.5	7.5	8.0
I^{131} 法	7.0	6.5	4.0	4.0	14.0	10.0	9.0	6.0	7.0	6.0

(2) 欲比较二巯基丙磺酸钠与二巯基丁二酸钠的驱汞效果,分别测量并计算出两药驱汞与自然排汞的比值,结果见表 8-2,问两药驱汞效果是否有差别? 要求写出假设检验步骤、结果及简要操作步骤。

表 8-2 两种药驱汞与自然排汞的比值

丙磺酸钠	0.93	3.34	4.82	5.22	6.11	6.11	6.34	6.80	7.28	8.54
	12.59	14.19								
丁二酸钠	0.93	1.19	2.46	2.60	2.62	2.75	3.50	3.83	3.84	8.50

(3) 现有正常人、单纯性肥胖、皮质醇增多症三组人群的血浆总皮质醇测定($\times 10^2$μmol/L)见表 8-3,试比较三组人群测定结果是否有差别,要求写出假设检验步骤、结果及简要操作步骤。

表 8-3 三组人群血浆总皮质醇($\times 10^2$μmol/L)测量结果

正常人	单纯性肥胖	皮质醇增多症
0.11	0.17	2.70
0.52	0.33	2.81
0.61	0.55	2.92
0.69	0.66	3.59
0.77	0.86	3.86
0.86	1.13	4.08
1.02	1.38	4.30
1.08	1.63	4.30
1.27	2.04	5.96
1.92	3.75	6.62

(4) 用常规疗法和新疗法治疗某病同样病情的患者，疗效见表 8-4，问两种疗法的疗效是否有差别？要求写出假设检验步骤、结果及简要操作步骤。

表 8-4　两种疗法治疗某病的疗效比较

疗法	治愈	显效	好转	无效	合计
常规疗法	80	280	320	170	850
新疗法	17	25	25	28	95

(5) 三种疾病患者痰液内嗜酸粒细胞的检查结果见表 8-5，问三种患者痰液内嗜酸粒细胞的等级分布有无差别？要求写出假设检验步骤、结果及简要操作步骤。

表 8-5　三种疾病患者痰液内嗜酸粒细胞比较

疾病	−	+	＋＋	＋＋＋	合计
支气管扩张症	1	3	10	7	21
肺水肿	4	6	6	2	18
肺癌	7	9	5	4	25

(章顺悦　郭怀兰　郑　弘)

实验九 直线相关与回归分析

一、目 的 要 求

(1) 掌握直线相关与回归分析的意义及用途。

(2) 熟悉相关系数、回归系数的意义及其假设检验。

(3) 熟悉用 SPSS 软件做直线相关与回归分析。

(4) 了解直线相关与回归分析的计算方法、注意事项及相关与回归分析的区别联系。

二、实 验 内 容

(1) 欲了解某地健康人的发硒与血硒的关系，测得 10 名健康儿童发硒(ng/g)与血硒(ng/ml)，数据见表 9-1。

表 9-1 某地 10 名健康儿童血硒与发硒检测结果

编号	发硒(ng/g)	血硒(ng/ml)
1	74	13
2	78	12
3	88	13
4	69	11
5	91	16
6	73	10
7	66	8
8	96	14
9	58	5
10	73	11

1) 试进行该地健康人发硒与血硒的线性相关分析，写出相关系数及其假设检验的统计量、P 值与结论。

2) 试进行该地健康人发硒与血硒的线性回归分析，写出线性回归方程及其假设检验的统计量、P 值与结论。

3) 简要写出线性相关与回归分析的 SPSS 软件主要操作步骤。

(2) 为了研究肝癌患者分期与血清甲胎蛋白水平(ng/mL)之间的相关性，某研究人员收集了 10 例肝癌患者的数据见表 9-2。

1) 试分析肝癌患者分期与血清甲胎蛋白的线性关系，写出相关系数及其假设检验的统计量、P 值与结论。

2) 简要写出 SPSS 软件主要操作步骤。

表 9-2 10 例肝癌患者病情分期与血清甲胎蛋白水平

编 号	分 期	血清甲胎蛋白(ng/ml)
1	IV	9 402.0
2	III	2 134.8
3	IV	12 905.0
4	IV	45 354.0
5	I	11.2

续表

编号	分 期	血清甲胎蛋白(ng/ml)
6	II	2.6
7	II	313.0
8	I	173.1
9	III	4 411.0
10	III	2 532.0

(章顺悦　郭怀兰　王　静)

实验十 统 计 图 表

一、目 的 要 求

(1) 掌握统计表的制表原则与要求、常用统计图的适用条件。
(2) 熟悉统计表的结构和统计图的制作要求。
(3) 熟悉用 SPSS 软件制作各种常用的统计图。
(4) 了解统计表、统计图的种类。

二、实 验 内 容

(1) 欲了解某地健康人的发硒与血硒的关系，测得 10 名健康儿童发硒(ng/g)与血硒(ng/ml)见表 10-1，应选择哪种图形描述？请用 SPSS 绘图并简要写下绘图步骤。

(2) 某市妇产科医院对 70 例有出生缺陷的患儿内脏畸形发生部位进行调查，结果见表 10-1。应选择哪种图形描述？请用 SPSS 绘图并简要写下绘图步骤。

表 10-1 70 例内脏畸形患儿畸形发生部位构成情况

系统分类	例数	构成比(%)
循环系统	32	45.71
消化系统	27	38.57
泌尿系统	2	2.86
呼吸系统	4	5.72
膈 疝	5	7.14
合 计	70	100.00

(3) 某地居民 1950~1966 年伤寒与结核病死亡率如表 10-2。若描述两种疾病死亡率的变化趋势，应选择哪种图形？请用 SPSS 绘图并简要写下绘图步骤。若比较两种疾病死亡率的变化速度，应选择哪种图形？请用 SPSS 绘图并简要写下绘图步骤。

表 10-2 某地居民 1950~1966 年伤寒与结核病死亡率(1/10 万)

年份	伤寒死亡率	结核死亡率
1950~	31.3	174.5
1952~	22.4	157.1
1954~	18.0	142.0
1956~	9.2	127.2
1958~	5.0	92.7
1960~	3.8	71.3
1962~	1.6	59.2
1964~1966	1.1	46.0

(4) 2003 年某大学四个年级男、女生吸烟率抽样调查结果见表 10-3，应选择哪种图形描述？请用 SPSS 绘图并简要写下绘图步骤。

表 10-3　2003 年某大学四个年级男、女生吸烟率(%)

年　级	男生吸烟率	女生吸烟率
一年级	9.12	1.24
二年级	14.86	4.77
三年级	18.12	3.43
四年级	19.90	3.92

(5) 抽样调查某大学 120 名二年级女生体重(kg)，绘制出频数分布表(10-4)，应选择哪种图形描述？请用 SPSS 绘图并简要写下绘图步骤。

表 10-4　某校 120 名二年级女生体重(kg)频数分布表

组　段	频数	组　段	频数
40.0~	2	55.0~	19
42.5~	4	57.5~	6
45.0~	8	60.0~	3
47.5~	22	62.5~65.0	1
50.0~	30		
52.5~	25	合　计	120

(6) 某地随机抽样检测了 100 例 30~40 岁健康成年男性的血清总胆固醇值(mg/dl)，见实验六第 1 题(表 6-1)数据。若描述其频数分布应选择什么图形？请用 SPSS 绘图并简要写下绘图步骤。

(7) 分析统计表是否符合制表原则以表 10-5 为例讨论。

表 10-5　不同年龄段小学生龋齿患病情况

项目	6~8 岁		8~10 岁		10~12 岁		合计	
	男	女	男	女	男	女	男	女
调查人数	234	226	212	249	273	268	719	743
患病人数	140	146	136	161	176	179	452	486
患病率(%)	58.5	64.6	64.2	64.7	64.5	66.8	187.2	196.1

1) 请指出表中存在的问题。
2) 绘制出正确的统计表。

(章顺悦　郭怀兰　郑　弘)

实验十一 医学科研设计

一、目的与要求

(1) 掌握医学实验设计的基本要素、医学实验研究设计的基本原则。
(2) 熟悉常用的实验设计方法。
(3) 了解常用的调查方法。

二、实 验 内 容

(一) 设计思考题

(1) 为了研究缺硒是否能加重缺碘大鼠的血清甲状腺激素异常，某课题组欲研究单独缺硒、单独缺碘的效应及二者同时缺乏的效应。
1) 本研究的处理因素是什么？
2) 本研究的受试对象是什么？
3) 本研究的实验效应是什么？
(2) 某科研单位研究新式消毒法对空气的消毒效果。对象为某医院不同病区。实验组为儿科病区(处于医院东侧楼 1~4 层)和传染病病区(处于医院西侧楼 1~2 层)，对照组为外科病区和产科病区(均位于医院南侧外科大楼，外科病区在 8~12 层，产科病区在 4~6 层)。实验组采用新式消毒法，对照组采用传统消毒法。指标为肉汤平板上的菌落数。结论为：该新式消毒法比传统消毒法的效果好。请根据实验设计的要求和原则，对该研究进行评述。
(3) 某研究者观察某中药的降脂效果。以西药治疗的门诊患者为对照与中药治疗的住院患者比较。结论：尽管中药组住院患者病情较重，但血脂降低幅度明显，有统计学意义；若两组病情相同，则中药组的效果将更加显著。请从设计的角度，说明该结论存在的主要问题。

(二) 设计分组

(1) 有性别、体重相似的健康动物 14 头，请用完全随机化的方法分成甲乙两组，请写出详细分组步骤。
(2) 观察某种新药对高血压的疗效，需要将 18 名患者随机分为 3 组，请写出详细分组步骤。
(3) 某课题组需用 20 只大鼠做研究，试使用随机化原则做一个配对设计方案。请写出详细分组步骤。
(4) 有 30 只纯种新西兰白兔，已将同性别、体重相近的 3 只大白兔作为一个配伍组，如何将每个配伍组的白兔随机分配到 3 个处理组中。请写出详细分组步骤。

(三) 样本含量的估计

(1) 欲了解城市儿童和农村儿童钩虫感染率的差异。估计两总体的率分别为 7%和 12%，按 α=0.05，β=0.1 的标准，需调查多少人？
(2) 根据既往观察，钩虫患儿血红蛋白的标准差为 3g/ml，欲了解某地钩虫患儿的血红蛋白量，要求容许误差不超过 0.9g/ml，$\alpha=0.05$，$\beta=0.1$，请问需观察多少儿童？(请用公式法和查表法分别计算)

(3) 某研究者观察两种药物对大鼠血压的影响，已知既往动物实验时，A 药使收缩压平均降低 5mmHg，标准差为 1.2mmHg，B 药使收缩压平均降低 3.6mmHg，标准差为 0.9mmHg，规定双侧 $\alpha=0.05$，$\beta=0.1$，试估计所需大鼠的只数。

(郭怀兰 章顺悦 王 静)

实验十二 疾病的分布

一、目的要求

(1) 掌握疾病分布的概念及意义、疾病流行强度的概念及应用。

(2) 熟悉流行病学研究中常用疾病测量指标的应用条件与意义。

二、实验内容

(一) 课题 麻疹流行病学调查

浙江省是我国东南沿海经济发达省份之一，2003 年底常住人口为 4679.6 万人。该省麻疹免疫规划管理工作取得了很大成绩，自 1998 年以来麻疹发病率一直控制在 20/10 万以下，1995~2003 年，除 2001 年发病率达到 11.5/10 万，其余年份均在 10/10 万以下，但 2005 年 1~6 月该省报告麻疹患者为 13 500 例，发病率居全国同期第 3 位。

浙江省 2004 年麻疹的发病季节分布与往年不同，发病从 3 月开始上升，一直处于较高水平，到 9 月有所下降，但 11 月发病数又明显上升。温州、金华、宁波市的部分县在 11、12 月报告病例数较往年明显增多，而且温州的麻疹疫情影响全省疫情的走势，2005 年 4 月后疫情几乎波及浙江所有城市，流行强度超过去年同期的 5 倍以上。麻疹病例中 <8 月龄组发病占 14.6%，8 月龄至 7 岁占 27.7%，8~15 岁组占 8.6%，>15 岁组占 49.1%，学龄前儿童和 15~30 岁成年人是麻疹高发年龄组，病例男女性别比为 125∶100，但 20~35 岁病例男女性别比为 85∶100，发病人群中散居、学生和托幼儿童占病例总数的 55.3%，农民、工人和民工占 31.8%，其他职业占 12.9%。最终浙江省疾病预防控制中心采取麻疹疫苗强化免疫、增加监督力度、逐步落实工作经费等措施控制住了此次疫情。

问题 1. 描述 2005 年 1~6 月浙江省麻疹的发病频率应选用哪项指标(写出名字、公式并计算)? 该次疫情的流行强度是散发、暴发、流行还是大流行? 为什么?

2. 应如何描述此次疫情(请依据疾病的三间分布详细描述)?

(二) 课题 冠心病流行病学调查

2010 年某疾病监测点为核实该地区冠心病的发生、死亡情况，对该地区进行了一次流行病学调查。调查结果见表 12-1。

表 12-1 2010 年某疾病监测点疾病调查资料

项 目	人数
2010 年 7 月 1 日该监测点人数	192 400
同年 1 月 1 日该点人数	185 000
同日(1 月 1 日)记录的冠心病病例	23
其中当天(1 月 1 日)新病例	3
2010 年冠心病新发病例	65
同年冠心病患者死亡人数	13

问题　1. 试计算该疾病监测点人群下列各项指标(写出公式并计算):

(1) 2010 年冠心病发病率、患病率、死亡率及病死率。

(2) 2010 年 1 月 1 日冠心病的时点患病率。

2. 上述指标对冠心病的防制有何意义(分别指出发病率与患病率、死亡率与病死率的区别及意义)?

(三) 课题　急性细菌性痢疾流行病学调查

2012 年某疾病预防控制中心对该地城乡家庭急性细菌性痢疾进行流行病学调查。调查结果见表 12-2。

表 12-2　2012 年某地区城乡急性细菌性痢疾调查资料

地区	调查人数 A	原发病例 B	A－B	续发病例	续发率(%)
城市	282	75	207	10	
农村	524	147	377	40	

问题　1. 试计算 2012 年该地城乡家庭急性细菌性痢疾的续发率(结果填入表 12-2)。

2. 结果对防制急性细菌性痢疾有何意义?

(四) 课题　感染性腹泻流行病学调查

2011 年,某市 A 村人口共 348 人,在 6 月 1 日至 6 月 15 日共发生感染性腹泻患者 180 例。主要症状为腹泻、腹痛、恶心、呕吐等。病程短暂,一般 3~4 日即恢复健康。流行病学调查结果显示,此次疫情为一次暴露于共同致病因素所致,发病与饮用井水有关。全村共 5 口井,多数人饮用 1 号井水。于发病后 10 日采水样,从水源中分离到 1 株大肠杆菌。饮用生井水可能是这次感染性腹泻的原因,资料见表 12-3。

表 12-3　饮用 1 号生井水与腹泻发病的关系

是否饮用 1 号井水	是否生饮井水	人数	病人数	%
＋	＋	198	140	
＋	－	80	25	
－	＋	65	15	
－	－	5	0	
合计		348	180	

问题　1. 此次调查应选用什么指标描述该病发病频率? 为什么?

2. 试分别计算表 12-3 所列四种情况下腹泻的发病指标(结果填入表 12-3),根据结果分析出发生本次疫情的原因?

(刘　颖　刘长俊　陈　晋)

实验十三 现 况 研 究

一、目 的 要 求

(1) 掌握现况调查的概念、特点、种类、方法；普查和抽样调查的概念、原则及优缺点。

(2) 熟悉普查的目的、适用条件及抽样方法。

二、实 验 内 容

(一) 课题 某省结核病流行病学调查

1. 研究背景 结核病(tuberculosis，TB)是一种长期危害人类健康的慢性传染病，是成年人最主要的传染病杀手。20世纪60年代末，全球结核病疫情死灰复燃，结核病再次成为全球关注的公共卫生问题和社会问题。某省是我国经济发展水平相对较发达的地区之一，随着经济的发展，人民生活水平有了很大提高，然而结核病疫情仍较严重，且呈蔓延趋势。为了解该省结核病疫情动态，省卫生厅于2009年10月至2010年4月开展了本项研究。

2. 调查设计

(1) 调查方法和对象：按《全国结核病流行病学抽样调查工作手册》的要求，采用分层整群随机抽样的方法实施调查。据该省省情，首先选择省会城市，再按经济社会发展水平随机抽取一个中等城市、一个小城市、两个相对发达县、两个相对不发达县为样本地区。省会城市、中等城市及小城市再按照经济社会发展水平的高低，各随机选择经济水平较好及较差两个区，每个区各随机选择两个社区居民委员会作为调查现场；随机抽取所选相对发达县、相对不发达县各两个镇(乡)，每个镇(乡)随机选择两个行政村为研究现场。共计28个社区居民委员会和行政村为调查点。调查对象为所有在调查点居住的居民。每个调查点调查400人，共计11 200人(备注：根据分层整群随机抽样方法估算样本含量)。

(2) 调查内容及诊断标准：本次主要调查项目为：该省肺结核病患病率、涂阳患病率、死亡率等。其中，本次调查肺结核患者筛检程序为以下内容：对肺结核可疑症状者(咳嗽、咳痰超过3周或有咯血症状者)直接进行胸部X线、痰涂片检查。根据痰涂片检查结果结合胸片、症状和既往病史进行诊断，并经各级验收后定诊。

(3) 调查培训和质量控制：本次研究在组织协调、调查问卷设计、调查人员培训、预调查、资料收集过程和资料整理及分析各方面进行了统一的质量控制。

3. 调查实施 首先根据当地居(村)委会的户籍登记表采用随机抽样的方法选取调查对象，然后通知被选居民在指定时间到指定地点接受调查。

在本次调查实施过程中出现了下列几种情况。

(1) 个别被调查对象因有其他疾病或高龄不愿外人打扰而拒绝调查。

(2) 在农村地区由于中青年外出打工，导致一部分被选者无法接受调查。

(3) 某地区调查员提出，到社区调查难度较大，建议能否选取一些特定人群(如志愿者、肺结核病患者、学生等)为调查对象。

4. 统计分析方法 资料录入前编码，采用双人双录的方式，用Epidata3.02软件建立数据库，核对检查无误后使用SPSS软件进行统计分析，分析指标包括患病率及其差异的显著性检验等。

5. 结果分析 此次调查共得有效样本 10 640 人，应答率 95.00%(10 640/11 200)；其中男性 5585 人，女性 5055 人，男女性别比 1∶1.10；平均年龄 49.51 岁。全省 28 个流调点共发现活动性肺结核患者 44 例，男女患病率性别比为 3.4∶1，其中涂阳肺结核患者 17 例，死亡 1 例。

问题 1. 本课题属于什么类型的流行病学研究？调查目的是什么？

2. 该类研究有何特点？该方法有什么缺陷？常用于哪些方面的研究？

3. 本次研究采用的是抽样调查还是普查，试比较分析两种方法的优缺点？抽样调查基本原理是什么？

4. 本次研究采用的抽样调查方法是什么？试比较各种常用抽样调查方法的优缺点。

5. 决定抽样调查样本大小的因素有哪些？

6. 本调查为什么采用患病率而非发病率来描述该省肺结核病发病情况？

7. 试述现况调查的内容如何确定？调查项目如何选择？

8. 为何需对调查进行质量控制？如何保证调查质量？

9. 本调查实施过程中出现的几种情况对调查结果有何影响？如何解决？

10. 在调查实施过程中可能还会出现哪些偏倚？如何控制？

11. 在录入数据过程中可能出现哪些偏倚？如何控制？

12. 试计算该省活动性肺结核患病率、涂阳患病率及死亡率。

13. 该省社区人群不同性别活动性肺结核患病情况见表 13-1，试问该人群男女活动性肺结核患病率有无差别？

表 13-1 活动性肺结核患病率的性别分布

性别	人数		合计
	患者	非患者	
男	34	5551	5585
女	10	5045	5055
合计	44	10 596	10 640

(刘　颖　刘长俊　陈　晋)

实验十四 病例对照研究

一、目 的 要 求

(1) 熟悉病例对照研究的基本原理和方法。
(2) 掌握病例对照研究常用指标的计算及意义。

二、实 验 内 容

(一) 课题 探讨肝癌的可疑危险因素

原发性肝癌发病率在全世界癌症排位第 6，癌症死因排位第 3。我国发生的原发性肝癌占了世界肝癌总病例的一半以上，肝癌发病年龄早、病程短、死亡率高，严重威胁着人们的健康及生命。现拟在某肝癌高发地区开展原发性肝癌病例对照研究，以探讨肝癌的可疑危险因素，为进一步开展肝癌防治工作提供依据。

问题 1. 如何选择病例和对照？

2. 假定该研究中 α=0.05，β=0.10，查阅参考文献当地一般人群肝癌相关暴露因素平均暴露率即 p_0=0.15，OR=2.0，请计算需要多少样本量。计算公式：

$$n = 2\overline{pq}(Z_\alpha + Z_\beta)^2 /(p_1 - p_0)^2$$

某研究者选取 204 例原发性肝癌患者和 415 例健康对照人群进行了既往多个暴露因素的调查。对照组和病例组在年龄(25~75 岁)、当地居住年限(10 年以上)等方面相近。肝癌主要可疑危险因素调查结果见表 14-1。

表 14-1 肝癌病例对照研究主要危险因素分析

研究因素		病例组(n=204)	对照组(n=415)	OR(95%CI)
HBsAg	阳性	132	103	
	阴性	72	312	
摄取霉变食物	是	61	76	
	否	143	339	1.72(1.11~2.68)
饮生水	有	63	70	
	无	141	345	2.20(1.49~3.26)
吸烟	有	119	198	
	无	85	217	1.53(1.10~2.15)
饮绿茶(g/月)				
	0	142	185	
	<125	31	102	
	125~250	22	78	
	≥250	9	50	

数据来自：俞顺章等.2008.饮水等三大环境危险因素与肝癌—泰兴市肝癌病例对照研究.复旦大学学报(医学版)，35(1)：31~38.(有改动)

问题 3. 计算表 14-1 中部分研究因素的 OR 值、95%可信限(空格部分)，将数据填写在表中。

4. 分析各研究因素与疾病的关联下性质及强度。

5. 表 14-1 中将饮绿茶分为 4 个暴露水平，其研究意义是什么？根据表 14-1 中该因素分析结果能得出什么结论？

6. 表 14-2 采用分层分析方法的目的是什么？

将表 14-1 吸烟因素的资料按饮酒与否进行分层，分层后结果见表 14-2。

表 14-2　按饮酒与否分析吸烟与肝癌的关系

吸烟史	不饮酒			饮酒		
	病例	对照	合计	病例	对照	合计
有	73	131	204	50	60	110
无	65	176	241	19	45	64
合计	138	307	445	69	105	174

(二) 课题　评价疫苗对流行性腮腺炎的保护效果

选择某市社区腮腺炎病例，并按性别、年龄、户籍和居住地等因素为每个病例匹配 1 个对照，利用儿童免疫接种管理系统采集相关免疫信息，进行 1 : 1 配对病例对照研究。结果见表 14-3。

表 14-3　1 : 1 配对病例对照研究儿童腮腺炎疫苗保护效果

对照	病例		合计
	接种疫苗	未接种疫苗	
接种疫苗	215	215	430
未接种疫苗	16	250	266
合计	231	465	696

数据来自：傅传喜等.2008. 疫苗对流行性腮腺炎保护效果的配对病例对照研究. 中国疫苗和免疫，14(5)：448~451

问题　1. 该课题属于哪种设计类型？

2. 该疫苗是否对腮腺炎有保护作用？

(刘长俊　刘　颖　陈　晋)

实验十五 队 列 研 究

一、目 的 要 求

(1) 熟悉队列研究的基本原理和方法。
(2) 掌握队列研究资料的分析方法、指标的计算及意义。

二、实 验 内 容

(一) 课题 分析青石棉与恶性肿瘤死亡关系

某研究为了证实接触青石棉与恶性肿瘤,特别是肺癌和间皮瘤危险的关系,利用 1984 年在大姚县青石棉污染区建立的健康队列人群,于 2011 年 4 月开始随访追踪收集青石棉暴露、死亡结局、吸烟、人口学特征等资料,以接触年限≤5 年为对照,青石棉接触 6~10 年、11~15 年、>15 年为暴露亚组,分析接触青石棉与恶性肿瘤死亡关系。

问题 上述研究属于何种类型的流行病学研究? 此类研究与病例对照研究有何区别?

(二) 课题 探讨 HBV 感染与原发性肝癌的关系

1992 年在肝癌高发区江苏省某市建立了 90 236 例队列人群,其中 HBsAg 阳性 14 338 例,HBsAg 阴性 75 898 例,1993 年起每年随访 1 次队列成员的生命状况至 2003 年止。随访观察 10 年后,比较两组人群肝癌死亡密度差别。

问题 上述研究属于何种类型的流行病学研究,与“课题一”比较,两者的相同点及区别何在? 请解释流行病学研究中暴露的定义,结合“课题一”和“课题二”指出暴露因素的确定有何不同?

(三) 课题 探讨石棉与消化系统恶性肿瘤关系

研究者对长春石棉厂接触石棉粉尘 1 年以上的 667 名工人进行了 33 年追踪观察,其中前 10 年(1972~1981 年)应用回顾性队列研究,后 23 年(1982~2004 年)为前瞻性队列研究,以消化系统恶性肿瘤死因为结局变量,死因分类采用“国际疾病分类 ICD-10”为标准进行,与该市无石棉接触其他人群作为对照组。石棉工人总观察人年为 19258 人年,观察期内因消化系统肿瘤死亡共 33 例,死亡率 171.36/10 万人年,结果见表 15-1。

表 15-1 接触石棉工人主要消化系统恶性肿瘤 RR、AR

肿瘤名称	死亡率(1/10 万人年)		RR*	RR(95%CI)	AR** (1/10 万)	Z***
	石棉工人	对照人群				
消化系统全肿瘤	171.36	38.03	4.51	3.26~5.76	133.33	9.32
肝癌	62.31	16.93				4.77
胃癌	46.73	10.87				4.69
肠癌	31.16	8.15	3.82	0.99~6.65	23.01	3.48
食管癌	15.38	2.08	7.49	2.64~12.34	13.50	3.99

数据来自: 周凯辉等. 2006. 接触石棉工人消化系统恶性肿瘤的流行病学调查. 中国工业医学杂志, 19(6): 174~176, (有改动)
*RR 为相对危险度; **AR 为特异危险度; ***Z 为 Z 检验的统计量

问题 1. 上述研究中，暴露因素是什么？观察终点是什么？

2. 计算表15-1中肝癌、胃癌的 RR、RR95%CI 及 AR(空格部分)，将数据填写在表中。

3. 根据表15-1中分析结果可以得出什么结论？

4. 上述研究中可能产生哪些偏倚？可以采取哪些方法进行控制？

(四) 课题 了解职业性铅接触工人肿瘤死亡情况

研究者以上海某冶炼厂职工建立队列人群，将 3344 名铅接触车间工人为暴露人群，并根据不同累计接触剂量分为三个暴露亚组，以低剂量组为对照，随访从 1985~1997 年收集队列人群恶性肿瘤死亡资料，结果见表15-2。

表 15 -2 不同累计接触剂量恶性肿瘤、肺癌的 RR

累计接触剂量 (mg/m³)	接触总人数	恶性肿瘤		肺癌	
		观察死亡数	RR	观察死亡数	RR
< 0.1	855	24	1.00	7	1.00
0.1~	1368	71	1.62	30	2.55
0.5~	1121	100	1.70	41	2.31

数据来自：叶细标等. 2001. 上海某冶炼厂铅接触工人肿瘤死亡的回顾性队列研究. 中华劳动卫生职业病杂志，19(2)：108~711

问题 1. 表15-2资料分析的主要目的是什么？

2. 从表15-2分析结果中得出什么结论？

(刘长俊 刘 颖 陈 晋)

实验十六 临床疗效研究设计

一、目的要求

(1) 掌握随机对照试验的设计原理和研究步骤。

(2) 熟悉临床疗效研究的重要性、特点；疾病预后的概念、研究意义、影响因素以及研究的方法。

(3) 了解疾病预后研究中常见的偏倚及其控制方法。

二、实验内容

课题 加替沙星片治疗急性细菌性感染随机双盲对照研究

背景资料：加替沙星(gatifloxacin)是日本杏林公司继诺氟沙星、氧氟沙星之后研制开发的又一新型喹诺酮类抗菌药,由施贵宝(BMS)公司于 1999 年 12 月在美国获 FDA 批准首次上市。加替沙星具有广谱抗革兰阳性菌及阴性菌活性。目前国内仿制成功的加替沙星有片剂、胶囊、冻干粉针剂、注射液等多种剂型，经临床试验验证后，开始应用于临床。本研究所用的国产加替沙星是由四川倍达尔新技术开发有限公司研制的二类新药,为进一步验证该药的安全性和临床疗效,以氧氟沙星为对照药,进行多中心的 II 期临床试验。

1. 资料与方法

(1) 研究对象

1) 入选标准:临床确诊为轻度、中度急性呼吸系统或泌尿系统感染的门诊或住院患者，年龄 18~65 岁，性别不限；细菌培养阳性率>80%；试验前未用过其他抗菌药或用后确证无效、细菌培养仍为阳性者；自愿参加试验并签署知情同意书者。

排除标准：对喹诺酮类药物过敏者或过敏体质者；正在接受或已用过其他抗菌药物治疗，病情好转者；重度感染疾患者；有明显肝病临床症状或有慢性肝病史,肝功能检查 AST、ALT≥正常值 2 倍以上者；心肾功能不全者；有严重的基础疾病如糖尿病、晚期肿瘤等并发症者；有中枢神经系统疾患(如癫痫)；妊娠期、哺乳期妇女；已知有心电图 QTC 延长或正在服用引起 QTC 延长的药物者。

2) 剔除标准:用药不足 5 日，无法评价疗效者；试验期间加用或换用了其他抗菌药者；发生不良事件必须停药者；因故中断治疗或观察表资料填写不全、无法评价疗效者；用药治疗后药敏试验证实对加替沙星或氧氟沙星耐药者。其中因不良事件停药者列入安全性评价，不计入疗效分析。

病例分配：利用 SAS 6.10 版软件分层分段随机编盲 240 例，分 4 个中心同时进行，平均每个中心呼吸系统感染病例 18 对，泌尿系统感染病例 12 对。

(2) 药品与给药方法： 试验药加替沙星，每片 100mg，由四川倍达尔新技术开发有限公司研制生产，每次 200mg，po，bid；对照药氧氟沙星，每片 100mg，由成都药业有限公司生产，200mg，po，bid。疗程视病情、病种而异，为 7~14 日。

(3) 观察项目及方法

1) 临床观察：观察患者每日的临床症状、体征的变化，并按不同感染系统的病例观察表要求，及时、完整、准确记录。

2) 临床不良反应观察：观察试验中各种不良事件的表现、发生时间、程度、处理经过及转归，判断不良事件与药物的因果关系，以评定药物的不良反应。若不良反应在试验结束后仍存在，必须随访至其消失或稳定。

3) 实验室及其它检查：用药前、疗程结束后第 1 日，各查 1 次血、尿常规，肝功能(ALT、AST、ALP、TBIL)，肾功能(BUN、Cr)，X 线胸部透视或全胸片，心电图检查。对疗程>10 日者，在给药第 7 日加查一次血、尿常规。若疗程结束时，上述检查项目中仍有异常者，应继续随访至正常或确定与试验药物无关为止。

4) 细菌学检查：用药前、停药后第 1 日各做 1 次细菌学检查。呼吸系统感染者做痰培养，泌尿系统感染者(包括淋病患者)做中段尿培养。采用纸片扩散法测定细菌对试验药物的敏感性。药敏结果按 2001 年美国临床实验室标准化委员会(National Committee for Clinical Laboratory Standards，NCCLS)标准判定。将分离菌株鉴定后，集中用琼脂平板对倍稀释法测定试验药物的 MIC 值。

(4) 疗效评定

1) 临床疗效评价：临床疗效评价标准根据原卫生部药政局《抗菌药物临床研究指导原则》中疗效评定标准，按痊愈、显效、进步和无效四级评定。痊愈与显效合计为有效，据此计算有效率。

2) 细菌学评价：细菌学疗效评价标准按清除、部分清除、未清除、替换及再感染五级标准进行评定，并计算细菌清除率。

3) 安全性评价：不良事件严重程度的判断标准按轻度、中度和重度三级标准评定。不良事件与试验药物关系的判断标准按与试验药物肯定有关、可能有关、可能无关、肯定无关和无法评定五级标准评定。肯定有关、可能有关和无法评定合计为所试验药物的不良反应。

2. 结果

(1) 一般资料： 2001 年 12 月~2002 年 10 月在 4 个中心(均为三级甲等医院)共收治符合标准的门诊和住院患者 220 例，试验组和对照组各 110 例。其中按研究方案完成试验患者 203 例，试验组 103 例、对照组 100 例。因不良反应、疗效不佳及失访，试验组各脱落 1 例，对照组分别脱落 2 例、1 例和 3 例；因误纳及其他原因两组均剔除 4 例。两组间一般情况可比性好，基线资料比较，差异均无统计学意义(表 16-1)。

表 16-1　试验组与对照组基线资料比较

组别	性别(男/女)	年龄(岁)	体温(℃)	发热例数	使用抗菌药	呼吸系统病情程度		泌尿系统病情程度	
						轻度	中度	轻度	中度
试验组	49/61	40.6 ± 13.7	36.8 ± 0.52	25	6	26	39	16	29
对照组	48/62	38.5 ± 14.2	36.8 ± 0.63	26	8	35	31	9	35

(2) 临床疗效评价，临床疗效结果见表 16-2。

表 16-2　试验组与对照组临床疗效比较

组别	呼吸系统					泌尿系统				
	例数	痊愈	显效	进步	无效	例数	痊愈	显效	进步	无效
试验组	63	50	9	4	0	40	29	8	3	0
对照组	58	43	8	7	0	42	28	6	8	0

(3) 细菌学疗效:细菌培养总阳性率84.2%,其中试验组、对照组分别为87.4%和81.0%,细菌清除率分别为 96.7%(87/90)和 93.8%(76/81)。

体外抗菌活性评价:试验共分离出 183 株病原菌(包括治疗后分离出的菌株)。纸片扩散法药敏试验结果显示:加替沙星敏感率 97.3%,中介 5 株;氧氟沙星敏感率 94.0%,中介 9 株,耐药 2 株。MIC 测定结果显示:加替沙星抗菌活性强于氧氟沙星。

(4) 安全性评价:试验组和对照组不良事件发生与所用药物有关者分别为 18 例和 20 例,不良反应发生率分别为 16.4% (18/110) 和 18.2%(20/110)。不良反应主要表现为恶心、胃腹胀痛、失眠和头晕等轻度反应,对照组有 2 例出现中度不良反应(恶心、胃痛)而退出试验。实验室检查指标,试验组和对照组分别有 5 例(4.55%)和 9 例(8.18%)出现 ALT、AST 轻度升高,试验组 3 例次 ALT 升高、2 例次 AST 升高,对照组 7 例次 ALT 升高、5 例 AST 升高。以上实验室检查异常程度均为轻度,停药 10 日后复查均恢复正常。

资料来源:宋华妮等.2003. 加替沙星治疗急性细菌感染性随机双盲对照研究. 药物流行病学杂志, (12): 4, 181~184

3. 临床试验的评价标准

(1) 防治效果的结论是否从 RCT 中获得。

(2) 是否报告了全部的临床结果。

(3) 是否详细介绍研究对象的情况。

(4) 是否同时考虑临床意义和统计学意义。

(5) 是否介绍防治措施的实用性。

(6) 论文结论中是否包含了全部研究对象。

问题　1. 本研究遵循了临床试验研究的哪些原则?

　　　2. 本研究采用的对照属于哪一种类型? 这样的对照设置的目的是什么?

　　　3. 本临床试验研究设计中的三大要素是什么?

　　　4. 结合本研究回答:在临床试验研究设计中,选择研究对象时应注意哪些问题?

　　　5. 本研究设计两组的均衡性如何?

　　　6. 加替沙星片治疗急性细菌性感染的临床疗效如何? (请列表分析)

　　　7. 加替沙星片治疗急性细菌性感染的细菌学疗效如何? (请列表分析)

　　　8. 在加替沙星片治疗急性细菌性感染的疗效评价研究中, 安全性评价的意义是什么?

　　　9. 在加替沙星片治疗急性细菌性感染的疗效评价研究中,两组不良反应发生率有无差异? (请列表分析)

　　　10. 通过本研究研究分析,对加替沙星片治疗急性细菌性感染的疗效做出综合性评价。

(陈　晋　刘长俊　刘　颖)

实验十七　筛检与诊断试验的评价

一、目的要求

(1) 掌握筛检与诊断试验评价的指标及计算方法。

(2) 熟悉筛检与诊断试验各项指标间的相互关系及筛检与诊断试验的评价原则。

二、实验内容

(一) 课题

评价放射免疫显像(RII)对卵巢恶性肿瘤的早期诊断价值某研究者试验结果见表 17-1。

表 17-1　RII 对卵巢恶性肿瘤的早期诊断价值试验结果

结果	有	无	合计
阳性	110	12	122
阴性	3	195	198
合计	113	207	320

问题　1. 该试验的灵敏度、特异度、约登指数(Younden index 又称正确指数)和阳性预测值和阴性预测值是多少?

2. 该试验的假阳性率和假阴性率是多少?

3. 该试验的阳性率是多少? 试验人群的患病率是多少?

(二) 课题：用血糖试验检查糖尿病

某地区有 20 000 人, 估计糖尿病的患病率约为 2.0%, 现拟用血糖试验来进行糖尿病检查。

已知若血糖试验临界值为 9.9mmol/L(180mg/dl)时, 试验的灵敏度和特异度分别为 30%和 97.6%;若血糖试验临界值为 5.6mmol/L(100mg/dl)时, 试验的灵敏度和特异度分别为 60%和 90.0%。

问题　1. 如果由你制订糖尿病筛检计划, 你决定采用血糖试验是 5.6mmol/L 还是 9.9mmol/L 作为临界值? 为什么?

2. 若血糖试验临界值定为 9.9mmol/L(180mg/dl), 请绘制出评价四格表, 并计算该试验的阳性预测值和阴性预测值。

3. 若血血糖试验临界值定为 5.6mmol/L(100mg/dl), 请绘制出评价四格表, 并计算该试验的阳性预测值和阴性预测值。

4. 若该地区中老年人口约有 1500 人, 估计糖尿病的患病率约为 20%, 采用血糖水平 5.6mmol/L 作为临界值, 并且只在该地区中老年人中进行糖尿病检查, 请绘制出评价四格表, 并计算该试验的阳性预测值和阴性预测值。

5. 通过本课题的实习, 请总结出预测值与患病率、灵敏度及特异度的相互关系。

(三) 课题：用 CLIA 和 IRMA 诊断甲亢

有人用化学发光免疫分析(CLIA)和免疫放射分析(IRMA)两种方法用于甲亢患者的诊

断，试验的结果见表 17-2。

甲状腺疾病的治疗背景：

目前有三种方法：抗甲状腺药物治疗、放射碘治疗和手术治疗。

抗甲状腺药物治疗适应范围广，但药物治疗时间长，且有一些副作用；另外，药物治疗停药后复发率高，在 50%左右；放射碘治疗不容易复发，但甲减发生率每年 3%~5%；手术治疗不好掌握手术切除的多少和 I^{131} 合适的剂量，也面临复发和永久性甲减的风险。

表 17-2　两种方法诊断甲亢患者的结果

试验结果		甲亢	
CLIA 法	IRMA 法	有	无
+	+	150	6
+	−	2	4
−	+	18	10
−	−	30	330
合计		200	350

问题　1. 根据上表提供的数据，通过计算完成表 17-3。

表 17-3　不同方法诊断甲亢时的相应指标(%)

试验方法	灵敏度	特异度	阳性预测值	阴性预测值
CLIA 法				
IRMA 法				
并联试验				
串联试验				

2. 请总结出并联试验和串联试验的各指标与单独采用 CLIA 或 IRMA 的变化规律。

3. 若在临床的实际诊断中，需要确诊某患者是否患有甲亢，你认为应该采取并联试验还是用串联试验？为什么？

（陈　晋　刘长俊　刘　颖）

下卷 预防医学习题

第一篇 卫生学与卫生保健习题

(一) 名词解释

1. 卫生学 2. 三级预防 3. 第一级预防 4. 第二级预防 5. 第三级预防 6. 环境污染 7. 二次污染物 8. 生物学标志物 9. 公害病 10. 光化学烟雾 11. 生物地球化学性疾病 12. 地方性氟中毒 13. 地方性砷中毒 14. 营养素 15. 营养生理需要量 16. 营养素供给量 17. 膳食营养素参考摄入量 18. 推荐摄入量 19. 适宜摄入量 20. 蛋白质生物学价值 21. 蛋白质的互补作用 22. 化学分 23. 必需氨基酸 24. 限制氨基酸 25. 氨基酸模式 26. 必需脂肪酸 27. 蛋白质节约作用 28. 平衡膳食 29. 肠内营养 30. 肠外营养 31. 匀浆膳 32. 要素膳 33. 食源性疾病 34. 食物中毒 35. 食品添加剂 36. 转基因食品 37. 职业病 38. 工作有关疾病 39. 职业健康监护 40. 职业中毒 41. 粉尘分散度 42. 呼吸性粉尘 43. 尘肺 44. 矽肺 45. 矽尘作业 46. 速发型硅肺 47. 晚发性硅肺 48. 高温作业 49. 热适应 50. 中暑 51. 听觉适应 52. 听觉疲劳 53. 永久性听阈位移 54. 局部振动病 55. 运动病 56. 核心家庭 57. 扩大家庭 58. 医源性疾病 59. 心身疾病 60. 初级卫生保健 61. 突发公共卫生事件 62. 社区卫生服务 63. 人格化服务 64. 社区诊断 65. 健康促进 66. 临床预防服务

(二) 选择题

1. 20 世纪医学模式和健康观念的改变是由于
   A. 传染病死亡率太高　　　　　　B. 发明了治疗传染病的抗生素
   C. 环境严重污染　　　　　　　　D. 城市人口增多
   E. 慢性非传染性疾病的发病率和死亡率增加

2. 病因学预防是指
   A. 促进康复　　　　　B. 针对发病早期　　　　C. 防止并发症和伤残
   D. 防止疾病复发　　　E. 针对无病期

3. 属于第二级预防措施的是
   A. 防止并发症和伤残　　　B. 控制环境有害因素　　　C. 恢复劳动和生活能力
   D. 防止疾病复发　　　　　E. 筛检

4. 第三级预防又称
   A. 病因学预防　　　　　B. 病残预防　　　　　C. 发病学预防
   D. 临床前期预防　　　　E. 早期预防

5. 在过去的几年里我国已取得了举世瞩目的卫生成就,其中三级医疗卫生保健网发挥了重要作用, 其设立的三级机构是
   A. 省、市、县　　　　　B. 市、县、乡　　　　　C. 中央、省、市

    D. 地区、市、县   E. 县、乡、村

6. 医学生应当树立的正确观点是

    A. 预防为主，治疗为辅   B. 治疗为主，预防为辅   C. 预防为主

    D. 治疗为主   E. 治疗与预防相结合

7. 下列哪项是属于原生环境问题

    A. 地方病   B. 环境污染   C. 社会生活问题

    D. 心理问题   E. 以上都不是

8. 卫生学作为临床医学专业的一门独立课程，重点研究的是

    A. 自然环境与健康关系   B. 社会环境与健康关系   C. 环境与健康关系

    D. 原生环境与健康关系   E. 次生环境与健康关系

9. WHO 对环境所作的最新定义是指人体以外全部的(　　)，但不包括

    A. 物理因素   B. 化学因素   C. 生物学因素

    D. 有关的医疗服务因素   E. 有关的行为因素

10. WHO 在 51 届世界卫生大会上明确了 21 世纪的前 20 年人人享有卫生保健的总目标中不包括

    A. 使全体人民增加期望寿命

    B. 提高生活质量

    C. 降低现有的癌症发病 80%以上

    D. 在国家间和国家内部促进卫生公平

    E. 使全体获得可持续性的经济便捷的卫生服务

11. 对健康有益的原生环境因素不包括

    A. 清洁的水   B.清洁的空气   C.清洁的土壤

    D. 经环保措施后的、更适宜人类生存的环境   E.适宜的阳光和小气候

12. 一般所说的自然环境因素是指

    A. 地质性因素、化学性因素、生物性因素

    B. 化学性因素、物理性因素、地理性因素

    C. 生物性因素、物理性因素、化学性因素

    D. 化学性因素、地理性因素、地质性因素

    E. 物理性因素、生物性因素、地质性因素

13. 地方性疾病主要是指

    A. 区域内的传染病   B. 自然疫源性疾病

    C. 地质环境因素引起的疾病   D. 环境公害

    E. 种族遗传性疾病

14. 研究某种疾病是否为地球化学性因素所起的，适宜的研究方法是

    A. 临床的方法   B. 环境流行病学方法   C. 毒理学方法

    D. 监测学方法   E. 病理学方法

15. WHO 近年来特别关注影响全球人群健康的疾病属于

    A. 生物学因素中的人兽(禽)共患病

    B. 化学性因素所致的急性中毒事件

    C. 物理学因素中异常温度、湿度、压力变化所致的人群健康损害

D. 不同的社会经济、政治、文化、教育、风俗习惯、卫生服务等因素所致的健康影响

E. 人们的不健康行为因素，如吸烟、酗酒、吸毒等

16. 家畜类(猪牛羊等)处于生态系统中的哪一个环节

    A. 生产者   B. 分解者   C. 一级消费者

    D. 二级、三级消费者   E. 更高级消费者

17. 生态系统中的物质循环中最频繁的一组元素是

    A. 钾、钠、钙、镁、锌   B. 硫、磷、钙、碳、氢

    C. 碳、氢、氧、氮、硫、磷   D. 钾、钠、氢、氯、钙

    E. 钙、镁、锌、硫

18. 环境污染物被生物体吸收后，一些难以分解的化学物质和有毒重金属在其生物体内长期蓄积，使得生物体内的浓度远远高于环境中的浓度，这种作用称为

    A. 生物学放大作用   B. 生物学堆积作用   C. 生物富集作用

    D. 环境浓缩作用   E. 生物体内化学趋向作用

19. 科学家提出的环境基因组计划(EGP)的重点就是研究

    A. 环境因素对疾病的影响   B. 环境暴露与疾病的相互影响

    C. 环境因素与基因危害作用   D. 人类基因突变与环境恶化的相互作用

    E. 易感基因与环境暴露映衬作用

20. 有少数的化学物质在生物体内经过生物转化后毒性增加(如对硫磷、乐果中毒等)的现象称之为

    A. 生物学功能蓄积   B. 生物转化作用   C. 生物活化作用

    D. 生物学叠加作用   E. 生物酶化现象

21. 下列哪一项可不作为铅、汞、砷、镉等重金属排出体外的主要途径

    A. 经肾随尿排出

    B. 经肝胆通过随粪便排出

    C. 随汗腺、乳汁、唾液、月经排出

    D. 由肺交换随呼吸道排出

    E. 毛发、指甲

22. 环境毒物引起慢性中毒的物质基础是

    A. 物质堆积   B. 靶组织或靶器官   C. 物质蓄积

    D. 毒物分布   E. 生物转化

23. 毒物引起一半受试对象出现死亡所需要的剂量称之为

    A. 绝对致死剂量(LD_{100})   B. 绝对致死浓度(LC_{100})   C. 最小致死剂量(LD_{01})

    D. 半数致死剂量(LD_{50})   E. 最大耐受量(MDT 或 LD_0)

24. 机体内可测定的生化、生理或其他方面的改变，并可根据其改变的程度判断为确证的或潜在的健康损害或疾病的标志物称为

    A. 接触性生物标志物   B. 损害性生物标志物   C. 效应性生物标志物

    D. 易感性生物标志物   E. 改变性伤亡标志物

25. 下列哪一项不属于环境污染对人类健康影响的特点

    A. 广泛性   B. 多样性   C. 变异性

    D. 复杂性   E. 长期性

26. 环境污染后对人类所造成的健康危害中，属于慢性危害的是
    A. 英国伦敦烟雾事件
    B. 美国洛杉矶、纽约和日本东京、大阪的光化学烟雾事件
    C. 切尔诺贝利核电站事故
    D. 20 世纪 50~60 年代日本的水俣病、痛痛病等
    E. 2003 年年底发生在我国重庆开县天然气井喷事件

27. 有关环境毒物的致癌作用，说法错误的一项是
    A. 据估计 80%~90%的肿瘤与环境因素有关   B. 其中 5%与病毒有关
    C. 5%与电离辐射有关   D. 20%与治疗药物有关
    E. 90%由化学因素引起

28. 国际癌症研究中心(IARC)将已经评价过的物质、混合物或接触环境与人类癌症的关系划分为四类，但不包括
    A. 人类致癌物
    B. 对人类很可能或可能是致癌物
    C. 现有的证据尚不能就其对人类致癌性予以分类
    D. 对人类肯定不是致癌物
    E. 对人类很可能不是致癌物

29. 严重的环境污染引起的区域性疾病称为
    A. 区域中毒性疾病   B. 环境恶化性疾病   C. 公害病
    D. 地质劣化性疾病   E. 自然疫源性疾病

30. 下列哪一项不属于环境污染引起的疾病
    A. 食源性疾病   B. 大骨结节病和地氟病   C. 传染病
    D. 职业病   E. 公害病

31. 表示一种化学物的摄入量与生物个体或群体中发生某种量效应强度之间的关系称之为
    A. 剂量-反应关系   B. 剂量-强度关系   C. 剂量-效应关系
    D. 剂量-趋化效应关系   E. 毒物兴奋剂量-反应关系

32. 研究中发现接触石棉工人发生肺癌的相对危险度是非接触者的 5 倍以上，接触者中吸烟者发生肺癌的相对危险度是非吸烟者的 11 倍以上，这种现象称为毒物的
    A. 相加作用   B. 增强作用   C. 拮抗作用
    D. 协同作用   E. 相乘作用

33. 治理工业"三废"的根本性措施是
    A. 建立健全环境保护法律法规，严格执法   B. 加强卫生监督和管理
    C. 加强城乡建设规划   D. 改革工艺、综合利用、化害为利
    E. 净化处理和完善卫生标准

34. 关于工业企业的合理布局，下列观点哪个是错误的
    A. 企业应设在城镇暖季最小频率风向的上风侧
    B. 企业应设在城镇水源的下游
    C. 新建、改建的企业，防止污染的项目与主体工程应同时设计、同时施工、同时投产
    D. 有噪声但无废气污染的企业可以设在居民区的附近
    E. 企业合理布局是保护环境、防止污染危害的一项战略性措施

35. 大气圈最靠近地球表面且密度最大的一层，一切天气现象如雷电、暴风等均可能产生的，与人类生命活动的关系最为密切的是

    A. 平流层   B. 对流层   C. 中间层

    D. 热层   E. 电离层

36. 大气污染的最主要来源是

    A. 交通运输   B. 生活炉灶   C. 工业企业

    D. 强烈的地震和火山爆发   E. 核爆炸和核泄露

37. 引起全球温室效应的物质是

    A. SO_2 + 烟尘 + 甲烷(CH_4)

    B. 烟尘 + 臭氧(O_3) + CO_2

    C. CO_2+甲烷(CH_4)+臭氧(O_3)+氯氟烃(CFC_S)

    D. SO_2 + 烟尘 + CO_2 E. 臭氧(O_3)+氯氟烃(CFC_S) + 烟尘

38. 可形成 pH 小于 5.6 的酸性降雨、雪、冰雹等所有降水的污染物是

    A. SO_2 + 烟尘   B. 烟尘 + 甲烷(CH_4)   C. 臭氧(O_3) + SO_2 + CO_2

    D. SO_2 + NO_X E. 氯氟烃(CFC_S) + 甲烷(CH_4) + CO_2

39. 由汽车尾气排出的氮氧化物和碳氢类化合物，在太阳紫外线的作用下所形成的一种刺激性很强的浅蓝色混合烟雾，其主要成分是

    A. 臭氧(O_3) + SO_2 B. 臭氧(O_3) + 过氧酰基硝酸酯类(PAN_S)

    C. SO_2 + 甲烷(CH_4)   D. 烟尘 + 甲烷(CH_4)

    E. 臭氧(O_3)+氯氟烃(CFC_S)

40. 二噁英是一类有机氯化合物，大气环境中的二噁英类 90% 来源于

    A. 森林火灾   B. 化学肥料的使用   C. 汽车废气

    D. 工业企业废气   E. 城市和工业垃圾燃烧

41. 大气中多环芳烃类化合物(PAH)的主要来源是各种含碳有机物的热解和不完全燃烧，研究发现其中的 B(a)P 与人群的哪种疾病成明显的正相关

    A. 肝癌   B. 食管癌   C. 肺癌

    D.子宫颈癌   E. 淋巴癌

42. 正常空气中二氧化碳(CO_2)含量为 0.03%~0.04%，可使人呼吸困难，脉搏加快，全身无力，肌肉抽搐，甚至痉挛，神志由兴奋至丧失的二氧化碳(CO_2)浓度为

    A. 10%~15%   B.5%~12%   C.15%~20%

    D. 8%~10%   E. 8%~12%

43. 室内空气污染可对健康产生严重影响，2006 年经 IARC 确认可致人类鼻咽癌的毒物是

    A. 酚类   B. 氮氧化物类   C. 苯酚类

    D. 丁烷类   E. 甲醛

44. 室内空气污染的卫生评价指标不包括

    A. 反映空气清洁程度的指标，如二氧化碳、菌落总数等

    B. 反映化学物污染的指标，如 SO_2、CO、甲醛等

    C. 反映致病微生物污染的指标，如溶血性链球菌

    D. 反映重金属污染的指标，如铅、汞等

    E. 反映放射性核素污染的指标，如氡等

45. 不属于空气污染防护措施的一项是
    A. 合理安排工业布局   B. 加强绿化，植树造林
    C. 改革工艺，开展技术创新   D. 贯彻执行大气卫生标准
    E. 经济效益与社会效益相结合

46. 深层地下水的主要特征是
    A. 细菌含量高，但盐分低
    B. 经过浅层地皮过滤，但硬度较大
    C. 水质好、矿物质低、可净化，可作为城市饮用水之一
    D. 水温恒定细菌少，但盐分高、硬度大，可作为城镇集中式给水源之一
    E. 其盐分低、硬度低、水质好，可作为农村分散式给水之一

47. 为了保证水质在流行病学上安全，防止介水传染病发生的指标是
    A. 感官性状指标   B. 一般化学指标   C. 毒理学指标
    D. 放射性指标   E. 微生物指标

48. 对于介水传染病的解释中不正确的一项是
    A. 主要通过饮用或接触受到病原体污染的水
    B. 食用被病原体污染后再污染了食物而传播的疾病
    C. 有人称其为水性传染病
    D. 有人称其为脏手病
    E. 流行原因可能是水源水或者处理后的饮用水重新受到病原体的污染

49. 引起湖泊、河流、海湾等缓流水体富营养化的污染物是
    A. 无机污染物，如汞、镉、铅   B. 有机污染物，如酚类、苯类、卤烃类
    C. 无机污染物，如氮、磷类   D. 冷却水引起的热污染
    E. 氯化物和硫酸盐类

50. 水俣病的元凶污染物是
    A. 氰化物   B. 砷、镉等   C. 多氯联苯
    D. 甲基汞   E. 酚类、甲醛类

51. 集中式给水的防护带沿岸不得堆放废渣、垃圾、有毒物品，其取水点的上游与下游的多少范围内不得排入工业废水和生活污水
    A. 2000m、500m   B. 1000m、200m   C. 1000m、100m
    D. 1500m、200m   E. 2000m、500m

52. 分散式给水时，地面水取水点周围的多少范围内不得有污染源
    A. 25~30m   B. 60~200m   C. 50~100m
    D. 200~300m   E. 300~400m

53. 氯化消毒是集中式给水方式中最简单有效的方法，为确保其消毒效果，在酸性情况下尽可能多的生成
    A. 一氯胺(NH_2Cl)   B. 二氯胺($NHCl_2$)   C. 次氯酸钙[$Ca(OCl)_2$]
    D. 次氯酸(HOCl)   E. 氢氧化钙[$Ca(OH)_2$]

54. 下列哪种疾病不属于"地方病"
    A. 地方性甲状腺肿   B. 大骨结节病   C. 水俣病
    D. 克山病   E. 地方性氟病

55. 一般来讲，预防地方性甲状腺肿流行最有效的措施是
    A. 降低饮用水的硬度　　　　B. 煮沸饮水　　　　C. 饮水除氟
    D. 食用碘盐　　　　　　　　E. 除去水中的硫氰酸盐

56. 痛痛病主要是由于长期食用下列哪一种食物而引起的
    A. 含镉水　　　　　　　　　B. 含镉麦　　　　　C. 含镉米
    D. 动物肉　　　　　　　　　E. 禽类

57. 对于地方性甲状腺肿的病因论述比较全面的一项是
    A. 严重的缺碘饮食
    B. 高碘、饮用高硬度水和含氟化物过高的水
    C. 缺碘、饮用高硬度水和含氟化物过高的水
    D. 致甲状腺肿的物质
    E. 严重缺碘、致甲状腺肿的物质及其他原因如高碘或维生素缺乏等

58. 我国未将哪一项列入现行的地方性甲状腺肿诊断标准
    A. 居住在地方性甲状腺肿病区
    B. 既有甲状腺体肿大又有结节者才能诊断为甲状腺肿患者
    C. 甲状腺肿大超过本人拇指末节，或小于拇指末节而有结节
    D. 排除甲亢、甲状腺炎、甲状腺癌等甲状腺疾病
    E. 尿碘低于 50μg/g

59. 地方性氟病的最主要病因是
    A. 食物含氟量过高　　　　　B. 饮水含氟量(>1.0mg/L)过高
    C. 煤烟含氟量过高　　　　　D. 使用含氟量较高的农药、化肥
    E. 长期摄入过量的氟

60. 对于地方性氟中毒的论述中，错误的一项是
    A. 患者患有斑釉齿，就可能不患氟骨症
    B. 地方性氟中毒是我国危害最严重的地方病种之一
    C. 根据氟中毒病区类型可划分为饮水型、燃煤污染型和饮茶型
    D. 出生于高氟地区的人群既可以发生斑釉齿也可能出现氟骨症
    E. 适量的氟可取代牙釉质中羟磷灰石的羟基形成氟磷灰石而使牙齿坚硬耐磨

61. 可引起病区的患者皮肤色素沉着、色素脱失和角化，俗称"皮肤三联症"的地方病是
    A. 地方性甲状腺肿大　　　　B. 地方性氟中毒　　　C. 克山病
    D. 地方性砷中毒　　　　　　E. 大骨结节病

62. 地方性克汀病的病因主要是由于
    A. 胚胎期母体摄入过多的碘所致
    B. 婴儿期摄入过多的氟所致
    C. 胚胎发育及婴儿期严重缺碘所致
    D. 婴儿期摄入碘、硒过多所致
    E. 胚胎期严重缺钙所致

63. 可能引起慢性氟中毒的摄入量是
    A. 3.0mg/d　　　　　　　　B. 大于 4.0 mg/d　　　C. 2.0 mg/d
    D. 1.0 mg/d　　　　　　　　E. 0.5~1.0 mg/d

64. 对于克山病的说法，正确的一项是
    A. 以居住在高山地区多发的地方性疾病
    B. 以聋哑、痴呆、矮小为特征的一种地方性疾病
    C. 以掌面部皮肤过度角化，色素沉着为特征的地方性皮肤病
    D. 主要病变是心肌损害及由之而来的心力衰竭等
    E. 以胃黏膜溃疡为主要病变的胃部疾病

65. 痛痛病主要是由于使用未经净化处理的工业污水灌溉农田而引起慢性中毒，其毒物是
    A. 汞、砷   B. 农药   C. B(a)、PAN
    D. 铊(TI)   E. 镉(Cd)

66. 由于自然界物质急剧运动形成的环境变迁所造成的人员伤亡、财产损失和生态破坏的现象称为
    A. 公害病   B. 自然破坏   C. 自然灾害
    D. 环境报复   E. 大自然异常现象

67. 对于洪涝灾害过后所采取的卫生措施中，不恰当的一项是
    A. 保护饮用水源，做好饮水消毒工作，预防各类型食物中毒发生
    B. 做好垃圾粪便的卫生管理和无害化处理
    C. 限制人员交往，预防呼吸道疾病
    D. 洪灾期间对环境卫生应采取非常规措施如对居民点
    E. 杀灭老鼠、苍蝇、蚊子、蟑螂等病媒昆虫

68. 对于地震灾害的卫生应急处理中除哪一项外，都是必须的
    A. 应急反应——大震预警现象和地震远近与强弱
    B. 瞬间抉择——室内避震、室外避震
    C. 应急求生——被压埋对策、防止新侵害方法、迅速脱险
    D. 大声呼救、寻找食物
    E. 灾后防病

69. 在自然灾害条件下疾病控制对策中，除了哪一项外都是应该的
    A. 预防为主，坚持科学技术为救灾减灾服务
    B. 发生自然灾害后，应先严密封锁消息，限制人员与信息交流，以免造成社会秩序混乱
    C. 强化政府职能，加强对疾病防控工作的领导
    D. 控制传染病流行的关键环节，改善灾区生活生产环境
    E. 加强健康教育，大力开展爱国卫生运动

70. 制订 RDA 的主要依据为
    A. 膳食营养素摄入量   B. 营养素生理需要量   C. 营养素适宜需要量
    D. 膳食营养成分分析   E. RNI

71. RDA 的定义是指保证人体
    A. 对热能和营养素的最低需要量   B. 对热能和营养素的最大需要量
    C. 对热能和营养素的饱和需要量   D. 对热能和营养素需要的适宜量
    E. 可以耐受的最高量

72. 下列说法不正确的是
    A. 推荐摄入量，代表一个时期的平均摄入量

B. 推荐摄入量是以每日为基础表达的

C. 一定需要每日的膳食都要求所有的营养素达到 RNI 的量

D. 大多数营养素的摄入量可以 3 日来平均

E. 推荐摄入量相当于 RDA

73. 多数食物蛋白质含氮量为

A. 12%　　　　　　　　B. 16%　　　　　　　　C. 18%

D. 26%　　　　　　　　E. 8%

74. 在氮平衡三种状态中，不需维持正氮平衡的人群是

A. 婴幼儿　　　　　　　B. 青少年　　　　　　　C. 孕妇

D. 成年男性　　　　　　E. 甲亢患者

75. 氨基酸模式是指蛋白质中

A. 各种氨基酸的含量　　　　　　B. 各种必需氨基酸的含量

C. 各种必需氨基酸的构成比　　　D. 各种非必需氨基酸构成

E. 必需氨基酸与非必需氨基酸的比值

76. 限制氨基酸的存在，使机体

A. 蛋白质的吸收受到限制　　　　B. 蛋白质提供热能受到限制

C. 合成组织蛋白质受到限制　　　D. 蛋白质分解代谢受到限制

E. 蛋白质的吸收和利用受限制

77. 当蛋白质中某种必需氨基酸过量时，下列哪项不正确

A. 将自行排出体外　　　　　　　B. 转变为脂肪

C. 转化为其他氨基酸　　　　　　D. 转变为糖类

E. 转化为代谢废物

78. 通常作为参考蛋白质使用的食物蛋白质是

A. 大豆蛋白质　　　　　B. 鸡蛋蛋白质　　　　　C. 牛乳蛋白质

D. 酪蛋白　　　　　　　E. 动物蛋白

79. 大米、面粉蛋白质的第一限制氨基酸是

A. 蛋氨酸　　　　　　　B. 精氨酸　　　　　　　C. 色氨酸

D. 异亮氨酸　　　　　　E. 赖氨酸

80. 大豆的蛋白质含量

A. 10%~20%　　　　　　B. 15%~20%　　　　　　C. 20%~30%

D. 30%~50%　　　　　　E. 5%~10%

81. 氮平衡的意义是

A. 摄入氮与排出氮的差值　　　　B. 摄入氮与排出氮相等

C. 体内氮与其他元素平衡　　　　D. 在食物中均应包含一定量的氮

E. 即氮排出为零

82. 下列关于蛋白质食物的描述，正确的是

A. 蔬菜所含的蛋白质极多

B. 肉类不能提供充分的蛋白质

C. 植物性食物蛋白质的营养价值较低

D. 大豆不是含蛋白质丰富的食物

E. 谷类所含蛋白极少

83. 正常人体脂肪含量占体重的
    A. 10%~20%　　　　　　　　B. 5%~10%　　　　　　　C. 20%~30%
    D. 30%~35%　　　　　　　　E. 20%~35%

84. 对必需脂肪酸目前肯定的是指
    A. 亚麻酸　　　　　　　　　B. 亚油酸　　　　　　　　C. 花生四烯酸
    D. 二十二碳六烯酸　　　　　E. A 和 B

85. 必需脂肪酸具有以下生理功能，除了
    A. 参与线粒体与细胞磷脂的合成
    B. 与胆固醇代谢关系密切
    C. 对自由基引起的脂质过氧化有保护作用
    D. 合成前列腺素的前体
    E. 降低血脂

86. 下列哪种油脂含的饱和脂肪酸最高
    A. 棉油　　　　　　　　　　B. 豆油　　　　　　　　　C. 玉米油
    D. 棕榈油　　　　　　　　　E. 红花油

87. 以下疾病与脂肪摄入过高无关的是
    A. 高血压　　　　　　　　　B. 胆石症　　　　　　　　C. 冠心病
    D. 痛风　　　　　　　　　　E. 肥胖

88. 正常成年人脂肪提供热量占每日摄入总热量的适宜百分比是
    A. 15%~20%　　　　　　　　B. 20%~30%　　　　　　　C. 25%~30%
    D. 10%~15%　　　　　　　　E. 10%~20%

89. 以下哪项不属于膳食纤维
    A. 纤维素　　　　　　　　　B. 半纤维素　　　　　　　C. 果胶
    D. 紫胶　　　　　　　　　　E. 木质素

90. 与膳食纤维生理作用无关的是
    A. 预防老年性便秘　　　　　B. 改善肠道菌群　　　　　C. 调节血糖、血脂代谢
    D. 促进维生素的消化吸收　　E. 预防肠癌

91. 膳食纤维能影响以下营养素的消化吸收和利用率，除了
    A. 钙　　　　　　　　　　　B. 铁　　　　　　　　　　C. 锌
    D. 硫胺素　　　　　　　　　E. 蛋白质

92. 下列哪项不是糖类的生理意义
    A. 供给能量　　　　　　　　B. 构成细胞和组织的成分　C. 解毒作用
    D. 促使机体从蛋白质获取能量　E. 提供膳食纤维

93. 如果机体获得充足糖类，则食物蛋白质被供能的比例可
    A. 降低　　　　　　　　　　B. 增高　　　　　　　　　C. 没影响
    D. 先降后升　　　　　　　　E. 先升后降

94. 干瘦型营养不良症是由于严重缺乏
    A. 热能　　　　　　　　　　B. 蛋白质和热能　　　　　C. 蛋白质
    D. 糖类　　　　　　　　　　E. 脂肪

95. 评价食物蛋白质的质量高低，主要看
    A. 蛋白质的含量和消化率

B. 蛋白质的消化率和生物学价值

C. 蛋白质含量、氨基酸含量、生物学价值

D. 蛋白质含量、蛋白质消化率及生物学价值

E. 氨基酸组成、蛋白质互补作用的发挥

96. 一般膳食中糖类供能所占的比例应为

A. 10%~20%　　　　　　B. 20%~40%　　　　　　C. 40%~60%

D. 60%~70%　　　　　　E. 20%~30%

97. 一般膳食中蛋白质供能所占比例应为总能量需要的

A. 4%~9%　　　　　　B. 12%~14%　　　　　　C. 20%~30%

D. 40%~60%　　　　　　E. 10%~15%

98. 当人体内的元素含量小于(　　)时，称为微量元素

A. 0.1%　　　　　　B. 1%　　　　　　C. 0.01%

D. 0.001%　　　　　　E. 10%

99. 下列哪项不利于钙吸收

A. 乳糖　　　　　　B. 1，25(OH)$_2$D$_3$

C. 赖氨酸、色氨酸、精氨酸　　　　　　D. 脂肪酸

E. 人体对钙的需要量增大

100. 下列哪种因素可以促进非血红素铁的吸收

A. 膳食中的磷酸盐　　　　　　B. 蛋类中存在的卵黄高磷蛋白

C. 胃酸分泌减少　　　　　　D. 肉、鱼、禽类中含有的肉类因子

E. 植酸

101. 目前已知能抑制非血红素铁吸收的因素是

A. 维生素 C　　　　　　B. 半胱氨酸　　　　　　C. 黄酮类

D. 鞣酸　　　　　　E. 蛋白质

102. 下列哪项因素不利于促进铁吸收

A. 有机酸　　　　　　B. 海藻　　　　　　C. 内因子

D. 某些单糖　　　　　　E. 维生素 C

103. 下列关于锌缺乏症，说法错误的是

A. 人体缺锌时可出现生长发育迟缓

B. 食欲减退、味觉减退或有异食癖

C. 性成熟推迟、第二性征发育不全、性功能减退

D. 皮下、肌肉和关节出血及血肿形成

E. 视力下降

104. 含锌量最高的食物是

A. 小麦磨成精白粉　　　　　　B. 牡蛎　　　　　　C. 牛奶及奶制品

D. 牛、猪、羊肉　　　　　　E. 蔬菜

105. 中国学者发现缺(　　)克山病的一个重要致病因素，而克山病的主要特征是心肌损害

A. 硒　　　　　　B. 维生素 B$_1$　　　　　　C. 碘

D. 维生素 B$_2$　　　　　　E. 硫胺素

106. 长期大量摄入含碘高的食物，或过量摄入碘剂，会造成

A. 甲状腺素分泌不足　　　　　　B. 生物氧化过程受抑制

C. 基础代谢率降低　　　　　　　　D. 高碘性甲状腺肿

E. 无影响

107. 维生素 A 缺乏后果最严重的是

    A. 儿童牙齿、骨骼发育不良　　　　B. 暗适应能力下降

    C. 夜盲症　　　　　　　　　　　　D. 眼干燥症

    E. 失明

108. 长期过量摄入脂溶性维生素时

    A. 以原形从尿中排出　　　　　　　B. 经代谢分解后全部排出体外

    C. 在体内储存备用　　　　　　　　D. 致体内储存过多引起中毒

    E. 不会有任何害处

109. 成年女性维生素 D 缺乏，常见的表现是

    A. 佝偻病　　　　　　B. 骨软化症　　　　　C. 骨质疏松症

    D. 骨性关节炎　　　　E. 牙齿松动

110. 维生素 B_1 理化性质包括

    A. 酸性溶液中稳定　　　　　　　　B. 碱性溶液中稳定

    C. 一般烹调温度下损失多　　　　　D. 在碱性条件下耐高温

    E. 光照破坏少

111. 下列哪种食物中富含维生素 B_1

    A. 绿色蔬菜　　　　　　　　　　　B. 精细加工过的粮谷类

    C. 动物内脏　　　　　　　　　　　D. 牛奶

    E. 鸡肉

112. 患者自述疲乏，食欲缺乏，恶心，便秘，指(趾)麻木，肌肉酸痛且以腓肠肌明显；体检膝反射减弱，肌肉压痛，并有垂足，垂腕体征。以上症状可能为

    A. 维生素 B_2 缺乏　　　　　　　　B. 干性脚气病

    C. 湿性脚气病　　　　　　　　　　D. 神经症

    E. 维生素 E 缺乏

113. 患者口角湿白、唇裂、鼻唇沟及眉间脂溢性皮炎，阴囊红肿，有溢出液，并有怕光、流泪、舌痛，最可能为缺乏

    A. 维生素 B_1　　　　　　　　　　B. 维生素 B_2

    C. 维生素 PP 维生素 B_3　　　　　D. 维生素 A

    E. 维生素 E

114. 下列哪种氨基酸在人体内可以转化为维生素 PP

    A. 半胱氨酸　　　　　　　　　　　B. 胱氨酸

    C. 色氨酸　　　　　　　　　　　　D. 苯丙氨酸

    E. 酪氨酸

115. 维生素 C 理化性质的特点之一为

    A. 遇光照稳定，不易破坏　　　　　B. 在空气中不易被氧化

    C. 碱性环境不易破坏　　　　　　　D. 有铜、铁等金属存在时容易氧化

    E. 加热不易破坏

116. 患者自觉乏力、急躁、记忆力减退、抑郁、失眠，并有恶心、呕吐、腹泻。体检上下

肢伸侧皮肤对称性皮炎，色素沉着，粗糙，过度角化，舌炎，舌红如杨梅伴水肿。可能为

    A. 维生素 B_2 缺乏   B. 癞皮病   C. 多发性神经炎

    D. 脚气病   E. 维生素 B_6 缺乏

117. 反复淘洗大米或将大米浸泡加热，损失最多的营养素为

    A. 糖类   B. 脂肪   C. 蛋白质

    D. 硫胺素   E. 维生素 B_2

118. 蔬菜水果供给下列维生素，除了

    A. 叶酸   B. 维生素 D   C. 维生素 B_1

    D. 维生素 B_2 E. 维生素 C

119. 大豆蛋白质富含的氨基酸是

    A. 亮氨酸   B. 赖氨酸   C. 蛋氨酸

    D. 苏氨酸   E. 色氨酸

120. 孕妇叶酸摄入量不足与新生儿何种病症有关

    A. 低出生体重   B. 神经管畸形   C. 低钙血症

    D. 手足抽搐   E. 骨骼发育

121. 下列有关妊娠早期膳食的叙述错误的是

    A. 妊娠早期正处于胚胎细胞的分化增殖和主要器官形成的重要阶段

    B. 此期胚胎生长发育相对缓慢，平均每日增重仅 1g，孕妇营养素需要量与妊娠前大致相同，所以妊娠早期膳食是否合理并不重要

    C. 有轻度孕吐者，要鼓励进食

    D. 饮食以清淡易消化为宜，避免油腻食物

    E. 可采用少食多餐的方法

122. 下列哪种维生素几乎完全不能通过乳腺，所以母乳中该维生素含量很低

    A. 维生素 A   B. 维生素 D   C. 维生素 B_1

    D. 维生素 C   E. 维生素 B_2

123. 正确的减肥方法是

    A. 合理控制饮食   B. 节食   C. 控制饮食和运动

    D. 增加体力活动   E. 减肥药

124. 地中海居民膳食特点是

    A. 粮谷类食物为主   B. 薯类食物为主   C. 植物性食物为主

    D. 蔬菜类食物为主   E. 以动物性食物为主

125. 根据我国居民膳食特点，全国各个地区矿物质中严重摄入不足的是

    A. 钙   B. 镁   C. 铁

    D. 锌   E. 铜

126. 水溶性维生素中，全国各地区普遍摄入不足，达不到 RNI 的是

    A. 硫胺素   B. 维生素 B_2 C. 烟酸

    D. 叶酸   E. 维生素 B_6

127. 关于当今世界膳食结构模型，说法不正确的

    A. 经济发达国家模型的膳食结构比较合理

    B. 东方型膳食是以植物性食物为主、动物性食品为辅的膳食类型

    C. 经济发达国家模型属于高热量、高脂肪、高蛋白质的营养过剩类型

    D. 日本模式膳食结构比较合理

    E. 地中海膳食结构比较合理

128. 糖尿病患者膳食控制的总原则是

    A. 食物多样化，合理安排进餐时间

    B. 合理控制热能摄入

    C. 控制糖类的摄入

    D. 控制脂肪和胆固醇的摄入

    E. 选用优质蛋白质

129. 普通膳食适用于

    A. 产妇　　　　　　　　B. 发热患者　　　　　　　C. 消化不良患者

    D. 咀嚼不便的老人　　　E. 口腔疾病患者

130. 软食适用于

    A. 腹部手术患者　　　　B. 痢疾患者　　　　　　　C. 消化不良患者

    D. 喉部手术者　　　　　E. 昏迷患者

131. 发热患者适用

    A. 普通膳食　　　　　　B. 软食　　　　　　　　　C. 半流质饮食

    D. 流质饮食　　　　　　E. 禁食

132. 吞咽困难患者适用

    A. 经管营养　　　　　　B. 软食　　　　　　　　　C. 半流质饮食

    D. 流质饮食　　　　　　E. 普通膳食

133. 对要素膳描述不正确的是

    A. 是一种营养素齐全的胃肠内营养

    B. 以氨基酸混合物为氮源

    C. 易消化的糖类为能源

    D. 可根据需要增加某种营养素的量

    E. 常用于消化道瘘、炎性肠病等患者

134. 对肠外营养描述不正确的是

    A. 直接由静脉输入各种营养素　　B. 可通过周围静脉和中心静脉输入

    C. 营养素安全，不引起并发症

    D. 常用于无法吞咽、肠道梗阻的患者

    E. 糖类是静脉营养中主要的热能来源

135. 毕脱斑见于患者缺乏下列哪种维生素

    A. 硫胺素　　　　　　　B. 维生素 B_2　　　　　　C. 维生素 PP

    D. 维生素 C　　　　　　E. 维生素 A

136. 痛风患者不可经常食用的食物有

    A. 精白米　　　　　　　B. 大白菜　　　　　　　　C. 黄瓜

    D. 水果　　　　　　　　E. 猪肉

137. 下列哪项不在食物中毒范围之内

  A. 细菌和细菌毒素污染食品

  B. 有害化学物质混入食品

  C. 投毒、暴饮暴食、变态反应

  D. 某些食品由于储存方法不当，使之产生有害成分

  E. 食品本身含有有害成分

138. 细菌性食物中毒全年都可发生，但主要发生在

  A. 1~5 月   B. 7~11 月   C. 8~12 月

  D. 5~10 月   E. 3~9 月

139. 引起沙门菌属食物中毒最常见的病原菌有

  A. 鼠伤寒沙门菌、猪霍乱沙门菌、肠炎沙门菌

  B. 鼠伤寒沙门菌、都柏林沙门菌

  C. 猪霍乱沙门菌、汤普森沙门菌

  D. 肠炎沙门菌、乙型副伤寒沙门菌

  E. 牛犊副伤寒沙门菌、马流产沙门菌

140. 引起沙门菌属食物中毒的食品主要是

  A. 肉类、蛋类、禽类   B. 豆制品   C. 奶类食品

  D. 剩饭、米粉   E. 海产鱼虾

141. 副溶血性弧菌食物中毒的最常见原因是

  A. 生食海产食品   B. 凉拌豆芽、莴苣放置时间太长等

  C. 生鸡蛋冲汤   D. 食品发酵前灭菌不彻底

  E. 以上都不是

142. 副溶血性弧菌食物中毒最常见的食品有

  A. 豆制品、乳制品   B. 肉类   C. 海产食品

  D. 剩饭、米粉等植物性食品   E. 以上都不是

143. 能产生肠毒素及耐热性溶血素的细菌是

  A. 沙门菌   B. 嗜盐弧菌   C. 变形杆菌

  D. 大肠埃希菌   E. 葡萄球菌

144. 食物中毒中最常见的是

  A. 细菌性食物中毒   B. 有毒动物性食物中毒

  C. 有害化学性物质食物中毒   D. 真菌毒素和霉变食品中毒

  E. 有毒植物中毒

145. 葡萄球菌肠毒素有多种类型，毒力最强、引起中毒最多见的是

  A. A 型   B. B 型   C. C 型

  D. D 型   E. E 型

146. 对葡萄球菌肠毒素中毒患者的确诊，主要依靠

  A. 细菌培养   B. 毒素测定   C. 可疑食品

  D. 血清凝集   E. 临床症状

147. 我国引起肉毒毒素中毒的主要食品有

  A. 腊肉、香肠   B. 蛋类和乳类   C. 罐头食品

  D. 豆酱、豆豉、臭豆腐   E. 剩饭、米粉

148. 肉毒毒素主要作用于
    A. 胃肠黏膜   B. 肝、脾   C. 心肌
    D. 迷走神经和交感神经   E. 颅脑神经核、神经肌肉接头和自主神经末梢

149. 变形杆菌食物中毒与沙门菌属食物中毒的区别有
    A. 引起中毒的常见食品不同   B. 是否有发热   C. 预后不同
    D. 食品污染的主要途径不同   E. 是否有腹泻

150. 下列哪点不是大肠埃希菌食物中毒的特点
    A. 流行特点与沙门菌类似   B. 引起中毒的食物主要是动物性食物
    C. 临床表现与致病菌类型有关   D. 预后好，病死率低
    E. 治疗采用对症治疗和支持治疗

151. 关于"醉谷病"，下列哪项不正确
    A. 属于细菌性食物中毒   B. 多见于长江中下游地区   C. 预后好
    D. 有胃肠道表现、四肢酸软   E. 该病周期性发生流行

152. 河豚含毒素最少的部位是
    A. 肝、卵巢   B. 皮肤、肾   C. 眼、鳃
    D. 血液   E. 肌肉

153. 对新鲜并含毒少的河豚肌肉的去毒方法有
    A. 反复冲洗、加碱处理   B. 蒸煮 1 小时   C. 加酸处理
    D. 盐腌   E. 日光暴晒

154. 毒蕈中毒的常见原因有
    A. 加工方法不对   B. 误食毒蕈   C. 加热不彻底
    D. 未加碱破坏有毒成分   E. 不恰当的保藏方法

155. 含氰苷食物中毒的急救治疗药物有
    A. 亚硝酸异戊酯   B. 亚硝酸钠   C. 硫代硫酸钠
    D. 亚甲蓝   E. 以上都不是

156. 发芽马铃薯中毒的毒素是
    A. 含有植物血凝素和皂素   B. 含有龙葵素   C. 含有氰苷类
    D. 含有砷化物   E. 含有亚硝酸盐较多

157. 预防赤霉病麦中毒的措施有多种，其中哪种最主要
    A. 改良品种   B. 小麦收割后防霉   C. 去除病麦粒
    D. 去除毒素   E. 好麦加到病麦中，以减少病麦粒

158. 四季豆中毒的原因是
    A. 含有植物血凝素和皂素   B. 含有龙葵素   C. 含有氰苷类
    D. 含有砷化物   E. 含有亚硝酸盐较多

159. 砷化物中毒的特效解毒剂是
    A. 亚甲蓝   B. 含巯基的解毒剂   C. 亚甲蓝
    D. 维生素 C   E. 氢氧化铁

160. 亚硝酸盐食物中毒主要的临床表现是
    A. 胃肠炎表现   B. 神经系统异常
    C. 组织缺氧表现如发绀症   D. 眼部损害

　　　E. 癫痫样大发作

161. 食物中毒发生在学校时应当于_____内上报卫生部
　　　A. 2 小时　　　　　　　　　B. 5 小时　　　　　　　　　C. 6 小时
　　　D. 10 小时　　　　　　　　E. 24 小时

162. 黄曲霉毒素是
　　　A. 可疑致癌物　　　　　　　B. 仅是动物致癌物　　　　　C. 人类致癌物
　　　D. 暂不能肯定的致癌物　　　E. 只有急性毒性

163. 下列哪些食物含 N-亚硝基化合物较少
　　　A. 烤肉　　　　　　　　　　B. 火腿肠　　　　　　　　　C. 熏鱼
　　　D. 明火加热干燥制作的啤酒　E. 新鲜蔬菜

164. 下列哪一种是食品防腐剂
　　　A. BHA、BHT　　　　　　　B. 山梨酸　　　　　　　　　C. 硼砂
　　　D. 乳酸　　　　　　　　　　E. 苷酚

165. 香肠中经常使用下列哪种物质使肉呈新鲜红色
　　　A. 苋菜红　　　　　　　　　B. 赤鲜红
　　　C. 硝酸盐或亚硝酸盐　　　　D. BHA、BHT
　　　E. 维生素 C

166. 关于转基因食品，下列哪项是正确的
　　　A. 转基因食品对人类健康无害，可以放心食用
　　　B. 转基因食品对生态环境无影响
　　　C. 转基因食品的影响已清楚
　　　D. 转基因食品营养价值高于传统食品
　　　E. 转基因食品的影响暂无定论

167. 职业性有害因素按性质可分以下几类，除了
　　　A. 遗传因素　　　　　　　　B. 化学性因素
　　　C. 物理性因素　　　　　　　D. 生物性因素
　　　E. 其他因素

168. 职业性有害因素对健康损害的特异性作用是
　　　A. 工作有关疾病　　　　　　B. 职业病　　　　　　　　　C. 外伤
　　　D. 中毒性疾病　　　　　　　E. 公害病

169. 职业病是指
　　　A. 与职业有关的疾病　　　　　　　B. 由职业因素引起的疾病
　　　C. 由职业性有害因素直接引起的疾病　D. 在职业活动中由理化因素引起的疾病
　　　E. 由物理、化学、生物因素所引起的疾病

170. 职业病有以下特点，除了
　　　A. 病因明确　　　　　　　　B. 存在剂量-反应关系
　　　C. 接触人群中常有一定发病率　D. 症状典型，多有特效疗法
　　　E. 早期发现，及时处理，预后良好

171. 职业病诊断的重要前提条件是
　　　A. 职业史　　　　　　　　　B. 症状和体征

  C. 生产环境资料   D. 排除其他疾病

  E. 实验室检查

172. 下列哪种疾病不属于职业病

  A. 接尘作业工人所患硅肺   B. 煤矿井下工人所患消化性溃疡

  C. 林业工人所患森林脑炎   D. 水银温度计制造工所患汞中毒

  E. 煤矿井下工人所患滑囊炎

173. 下列哪一项不是职业病

  A. 农民喷洒农药时有机磷中毒 B. 皮毛处理工人患布鲁杆菌病

  C. 电焊工人的电光性眼炎   D. 石场工人硅肺

  E. 炼钢工人的风湿性关节炎

174. 上岗前健康检查的主要目的是

  A. 发现就业禁忌证和建立健康档案 B. 发现临床病变

  C. 评价作业环境卫生状况   D. 对职业性有害因素进行定量评价

  E. 以上都不是

175. 属于法定职业性生物因素所致的职业病是

  A. 结核   B. 痢疾   C. 布鲁杆菌病

  D. 肺霉菌病   E. 流行性出血热

176. 接触生产性粉尘可引起的工作有关疾病是

  A. 胸膜间皮瘤   B. 石棉沉着病(石棉肺)

  C.尘肺   D. 肺癌

  E. 慢性气管炎

177. 气溶胶是指悬浮于空气中的

  A. 气体、蒸气、雾   B. 气体、雾、烟

  C. 雾、烟、粉尘   D. 雾、蒸气、烟

  E. 烟、粉尘、蒸气

178. 生产性毒物在生产场所空气中最常见的存在形态

  A. 液体、固体   B. 气体、蒸气 C. 气溶胶

  D. 烟、尘   E. 气体、蒸气、气溶胶

179. 生产性毒物进入机体最主要途径是

  A. 皮肤   B. 消化道   C. 呼吸道

  D. 口腔黏膜   E. 眼结膜

180. 可接触到铅的作业是

  A. 吹玻璃   B. 蓄电池制造 C. 电镀

  D. 气压计制造   E. 提炼金、银

181. 铅作用于机体出现的早期变化

  A. 贫血   B. 腹绞痛   C. 腕下垂

  D. 卟啉代谢障碍   E. 以上都不是

182. 铅进入机体后主要储存在

  A. 肝   B. 肾   C. 脑组织

  D. 骨骼   E. 脂肪组织

183. 铅对血红素合成的影响是由于铅主要抑制
    A. δ-氨基乙酰丙酸脱水酶和血红素合成酶
    B. δ-氨基乙酰丙酸合成酶
    C. 粪卟啉原氧化酶
    D. 粪卟啉原脱羧酶
    E. 以上都不是

184. 铅中毒时尿中的 δ-ALA 增加是由于
    A. 抑制 δ-ALA 脱水酶
    B. 抑制原卟啉和铁的结合
    C. 激活 δ-ALA 脱水酶
    D. 抑制血红素合成酶
    E. 以上都不是

185. 下列哪项不是诊断慢性铅中毒的实验室指标
    A. 尿铅
    B. 血铅
    C. 尿 ALA
    D. ALAS
    E. 红细胞 ZPP

186. 诊断性驱铅试验，尿铅含量达到或超过多少才能诊断为职业性慢性轻度铅中毒
    A. 2. 5μmol/L
    B. 3. 0μmol/L
    C. 3. 15μmol/L
    D. 3. 5μmol/L
    E. 3. 86μmol/L

187. 治疗铅中毒的最常用药物
    A. 二巯基丙醇
    B. 二巯基丙磺酸钠
    C. 依地酸二钠钙
    D. 青霉胺
    E. 亚甲蓝

188. 慢性铅中毒主要引起
    A. 正常细胞性贫血
    B. 小细胞低色素性贫血
    C. 大细胞性贫血
    D. 再生障碍性贫血
    E. 巨幼细胞贫血

189. 慢性轻度铅中毒患者的处理原则是
    A. 驱铅治疗，调离铅作业
    B. 驱铅治疗后一般不必调离铅作业
    C. 积极治疗，必须调离
    D. 密切观察
    E. 对症处理

190. 慢性铅中毒急性发作的典型症状是
    A. 腹绞痛
    B. 垂腕
    C. 周围神经炎
    D. 肌肉震颤
    E. 精神症状

191. 金属汞在车间空气中的存在形态是
    A. 烟
    B. 固体
    C. 蒸气
    D. 雾
    E. 气体

192. 汞产生毒作用的基础是
    A. 与红细胞结合
    B. 与血红蛋白结合
    C. Hg – SH 反应
    D. 与金属硫蛋白结合
    E. 与核酸结合

193. 慢性汞中毒的三大主要临床表现为
    A. 易兴奋症、口腔炎、腐蚀性胃肠炎
    B. 震颤、口腔-牙龈炎、脑衰弱综合征
    C. 口腔炎、间质性肺炎、皮炎
    D. 间质性肺炎、肾炎、皮炎

E. 震颤、肾炎、口腔炎

194. 口服汞盐引起的急性中毒不出现下列哪项临床表现
　　A. 腐蚀性胃肠炎　　　　　　B. 汞毒性肾炎　　　　C. 急性口腔炎
　　D. 血象改变　　　　　　　　E. 腹痛、腹泻

195. 慢性汞中毒不出现下列哪项临床表现
　　A. 脑衰弱综合征　　　　　　B. 口腔炎　　　　　　C. 震颤
　　D. 易兴奋症　　　　　　　　E. 腹绞痛

196. 治疗汞中毒的首选药物
　　A. 依地酸二钠钙　　　　　　B. 青霉胺　　　　　　C. 左旋多巴
　　D. 二乙三胺五乙酸三钠钙　　E. 二巯基丙磺酸钠

197. 主要可接触到镉的作业是
　　A. 吹玻璃　　　　　　　　　B. 喷漆　　　　　　　C. 印刷
　　D. 电镀　　　　　　　　　　E. 胶水的制造

198. 长期接触可导致病理性骨折的毒物是
　　A. 铅　　　　　　　　　　　B. 汞　　　　　　　　C. 锰
　　D. 镉　　　　　　　　　　　E. 铬

199. 镉在体内主要的蓄积部位是
　　A. 骨髓、肾　　　　　　　　B. 肝和肾　　　　　　C. 肺部和肝
　　D. 神经组织和消化道　　　　E. 脑和肾

200. 治疗镉中毒禁用的药物是
　　A. 含锌制剂　　　　　　　　B. 维生素D　　　　　C. 钙剂
　　D. 二巯基丙醇　　　　　　　E. 依地酸二钠钙

201. 可引起鼻病的生产性毒物是
　　A. 铅　　　　　　　　　　　B. 苯　　　　　　　　C. 汞
　　D. 铬　　　　　　　　　　　E. 镉

202. 慢性锰中毒主要损害
　　A. 循环系统　　　　　　　　B. 造血系统　　　　　C. 神经系统
　　D. 消化系统　　　　　　　　E. 泌尿系统

203. 慢性锰中毒典型的临床表现是
　　A. 贫血　　　　　　　　　　B. 脑衰弱综合征
　　C. 自主神经功能紊乱　　　　D. 锥体外系损害表现
　　E. 周围神经炎

204. 轻度锰中毒最好采用的治疗药物是
　　A. CaNa$_2$EDTA　　　　　　B. 氢化可的松　　　　C. 硫代硫酸钠
　　D. MgSO$_4$　　　　　　　　E. 10%葡萄糖酸钙

205. 可能接触苯的作业是
　　A. 制造电缆　　　　　　　　B. 电镀　　　　　　　C. 喷漆
　　D. 补牙　　　　　　　　　　E. 制造玻璃

206. 苯在体内的主要蓄积部位是
　　A. 骨皮质　　　　　　　　　B. 骨髓　　　　　　　C. 血液

D. 脑   E. 肾

207. 急性苯中毒主要损害
 A. 呼吸系统   B. 神经系统   C. 造血系统
 D. 消化系统   E. 心血管系统

208. 慢性苯中毒主要损害
 A. 消化系统   B. 神经系统   C. 造血系统
 D. 呼吸系统   E. 心血管系统

209. 急性苯中毒不出现哪项临床表现
 A. 恶心、呕吐   B. 兴奋、眩晕   C. 抽搐、昏迷
 D. 全血细胞减少   E. 呼吸循环衰竭

210. 可反映近期苯接触程度的指标是
 A. 尿马尿酸   B. 尿酚   C. 尿甲基马尿酸
 D. 尿葡萄糖醛酸   E. 尿苯基硫醚氨酸

211. 提示有苯吸收的尿酚含量水平是
 A. >15mg/L   B. >10mg/L   C. <8mg/L
 D. >6mg/L   E. >5mg/L

212. 不属于慢性苯中毒实验室诊断指标的是
 A. 白细胞数   B. 红细胞数   C. 尿酚
 D. 中性粒细胞数   E. 血小板

213. 慢性苯中毒可出现
 A. 巨幼细胞贫血   B. 低色素性贫血   C. 溶血性贫血
 D. 再生障碍性贫血   E. 缺铁性贫血

214. 慢性轻度苯中毒的处理原则是
 A. 调离苯作业，从事轻工作   B. 积极治疗，原则上不调离原工作
 C. 积极治疗，定期复查   D. 积极治疗，全休
 E. 血象恢复后，从事原工作

215. 抢救急性苯中毒时，错误的处理方法是
 A. 迅速将患者移至空气新鲜场所   B. 给予维生素
 C. 给予葡萄糖醛酸   D. 给予肾上腺素
 E. 脱去被污染的衣服

216. 生产环境下，苯胺和硝基苯进入机体最主要的途径是
 A. 呼吸道   B. 呼吸道、皮肤   C. 皮肤
 D. 消化道   E. 呼吸道、消化道

217. 苯胺和硝基苯在体内代谢转化生成的共同代谢产物是
 A. 苯醌   B. 对亚硝基酚   C. 苯醌亚胺
 D. 对氨基酚   E. 苯胲

218. 可引起职业性白内障的毒物是
 A. 苯   B. 二甲苯   C. 硝基苯
 D. 联苯胺   E. 三硝基甲苯

219. 可引起出血性膀胱炎的毒物主要为

A. 5-氯-邻甲苯胺　　　　B. 联苯胺　　　　　C. 三硝基甲苯

D. 二硝基苯　　　　　　E. 对苯二胺

220. 水溶性小的刺激性气体是

A. SO_2、Cl_2　　　　　　B. 二氧化氮、光气　　　　C. 氮氧化物、SO_2

D. 甲醛、SO_2、NO_2

E. 光气、Cl_2、SO_2

221. 吸入水溶性小的刺激性气体对人体最严重的损害是

A. 肺不张　　　　　　　B. 肺水肿　　　　　C. 支气管痉挛

D. 化学性肺炎　　　　　E. 气管和支气管炎

222. 刺激性气体引起的化学性肺水肿发展过程可分以下几期，除了

A. 刺激期　　　　　　　B. 潜伏期　　　　　C. 肺水肿期

D. 假愈期　　　　　　　E. 恢复期

223. 刺激性气体中毒引起的化学性肺水肿不出现下列哪项临床表现

A. 呼吸窘迫综合征　　　B. 低氧血症

C. 咯粉红色泡沫样痰　　D. 两肺湿音

E. 肺 X 线胸片阴影短期内无变化

224. 抢救刺激性气体中毒患者首先应该

A. 脱离现场，移至空气新鲜处　　B. 及早吸氧

C. 应用去泡沫剂　　　　D. 应用肾上腺皮质激素

E. 绝对卧床休息

225. 抢救刺激性气体中毒的关键是

A. 吸氧　　　　　　　　B. 应用解毒药物　　　C. 应用镇静剂

D. 防治肺水肿　　　　　E. 防止心肌损害

226. 用于治疗氮氧化物中毒的药物是

A. 葡萄糖醛酸　　　　　B. 依地酸二钠钙　　　C. 硫代硫酸钠

D. 二甲基硅油　　　　　E. 阿托品

227. 吸入高浓度可产生电击样死亡的有害气体是

A. 氮氧化物、H_2S　　　B. H_2S、HCN　　　　C. HCN、HCl

D. SO_2、HCN　　　　　E. NO_2、NO

228. 主要可接触到硫化氢气体的作业是

A. 喷漆　　　　　　　　B. 制造灯管　　　　　C. 下水道疏通

D. 电镀　　　　　　　　E. 贵重金属的提炼

229. 下列哪种作业不会接触到 H_2S

A. 造纸　　　　　　　　B. 皮革加工　　　　　C. 石油开采

D. 生产日光灯管　　　　E. 疏通下水道

230. 可能接触氰化物的作业是

A. 制革　　　　　　　　B. 电镀　　　　　　　C. 喷漆

D. 补牙　　　　　　　　E. 炼焦

231. 氰化氢中毒缺氧主要是因为

A. 血液运氧功能障碍　　B. 组织利用氧能力障碍

C. 吸入空气中氧含量减少   D. 血液循环障碍

E. 肺通气量减少

232. 氰化氢中毒最有效的急救办法是

  A. 快速使用硫酸钠

  B. 快速使用亚硝酸钠

  C. 先用亚硝酸钠，接着用硫代硫酸钠

  D. 先用硫代硫酸钠，接着用亚硝酸钠

  E. 静脉注射亚甲蓝

233. 使组织利用氧的功能障碍的毒物是

  A. CO、CO_2 B. HCN、HCl C. HCN、SO_2

  D. SO_2、NO_2 E. H_2S、HCN

234. 使血液运氧功能发生障碍的毒物是

  A. CO_2 B. SO_2 C. HCl

  D. CO E. H_2S

235. 可引起神经精神后发症的毒物是

  A. 光气   B. 一氧化碳   C. 二氧化氮

  D. 氰化氢   E. 二氧化硫

236. 国内生产和使用量最大的一类农药是

  A. 有机磷   B. 有机氯   C. 有机氮

  D. 氨基甲酸酯类   E. 拟除虫菊酯类

237. 农药在施用过程中进入机体主要的途径是

  A. 呼吸道和消化道   B. 皮肤和消化道   C. 消化道和黏膜

  D. 黏膜和皮肤   E. 呼吸道和皮肤

238. 喷洒有机磷农药时为减少农药经皮吸收，涂抹皮肤最有效的肥皂类型是

  A. 碱性肥皂   B. 酸性肥皂   C. 中性肥皂

  D. 营养护肤皂   E. 硫磺皂

239. 某工作场所地面被棕黄色油状有机磷农药污染，首选的方法应当是

  A. 硼酸溶液冲洗地面   B. 碳酸氢钠溶液冲洗地面

  C. 高锰酸钾溶液冲洗地面 D. 碘加热熏蒸

  E. 自来水冲洗地面

240. 清洗被敌百虫污染的皮肤时，最好使用

  A. 碱性肥皂水   B. 5%碳酸氢钠   C. 有机溶剂

  D. 温清水   E. 植物油

241. 关于有机磷农药在体内的分布，表述不正确的是

  A. 迅速分布全身   B. 以肝含量最高

  C. 可透过血脑-屏障   D. 部分可透过胎盘屏障

  E. 以肾内含量最高

242. 下列不属于有机磷农药所致毒蕈碱样症状的表现是

  A. 心血管活动受抑制   B. 肌束震颤   C. 瞳孔括约肌收缩

  D. 胃肠道平滑肌收缩   E. 呼吸道腺体分泌增加

243. 下列不属于有机磷农药所致烟碱样作用的临床表现是
    A. 肌束震颤 　　　　　　 B. 动作不灵活 　　　　　　 C. 语言不清
    D. 瞳孔缩小 　　　　　　 E. 血压升高

244. 有机磷农药所致"中间期肌无力综合征"的临床特点是
    A. 在出现胆碱能危象前出现四肢运动障碍
    B. 一般在 96 小时内出现感觉障碍
    C. 在出现 OPIDP 前出现运动障碍
    D. 在胆碱能危象后和 OPIDP 出现前出现运动障碍
    E. 在胆碱能危象后和 OPIDP 前出现感觉障碍

245. 不属于急性重度有机磷农药中毒临床表现的是
    A. 全血胆碱酯酶活性一般在 30%~50% 　　　　　　 B. 肺水肿
    C. 重度意识障碍 　　　　　　 D. 脑水肿 　　　　　　 E. 呼吸麻痹

246. 急性中度有机磷农药中毒患者全血胆碱酯酶活性一般为
    A. ≥80% 　　　　　　 B. 70%~80% 　　　　　　 C. 50%~70%
    D. 30%~50% 　　　　　　 E. ＜30%

247. 口服中毒时不能用 $NaHCO_3$ 溶液洗胃的有机磷农药是
    A. 内吸磷 　　　　　　 B. 对硫磷 　　　　　　 C. 敌百虫
    D. 乐果 　　　　　　 E. 马拉硫磷

248. 轻度急性氨基甲酸酯类农药中毒时，首选的解毒方法是
    A. 小剂量阿托品加对症治疗 　　　　　　 B. 单独大剂量使用阿托品，并达阿托品化
    C. 阿托品和氯解磷定联合使用 　　　　　　 D. 单独使用氯解磷定
    E. 使用氯解磷定加对症治疗

249. 急性农药中毒患者在何种情况下应调离接触农药岗位
    A. 急性中度中毒
    B. 急性重度中毒
    C. 有迟发性多发性周围神经病者
    D. 出现中间综合征者
    E. 出现胆碱能危象者

250. 拟除虫菊酯类农药急性中毒主要临床表现为
    A. 皮肤、黏膜刺激和全身症状 　　　　　　 B. 肺水肿 　　　　　　 C. 中毒性肝炎
    D. 中毒性肾炎 　　　　　　 E. 毒蕈碱样症状

251. 不符合农药安全操作规程的做法是
    A. 应使用专用容器配药 　　　　　　 B. 容器使用后应在河塘里清洗
    C. 施药人员应穿长袖衣、长裤 　　　　　　 D. 杜绝自行混配农药
    E. 一天喷药时间不得超过 6 小时

252. 防止职业病发生的根本措施是
    A. 加强健康教育 　　　　　　 B. 做好卫生保健工作
    C. 加强毒物的安全保护工作 　　　　　　 D. 合理使用个体防护用品
    E. 将生产环境有害因素浓度或强度控制在职业接触限值以下

253. 生产性粉尘按性质分类，哪种分法最正确

    A. 金属性粉尘、矿物性粉尘、人工无机粉尘

    B. 动物性粉尘、植物性粉尘、人工有机粉尘

    C. 无机粉尘、有机粉尘、混合性粉尘

    D. 合成粉尘、混合性粉尘

    E. 无机粉尘、有机粉尘

254. 生产性粉尘的哪项理化性质决定其对机体的作用性质和危害程度

    A. 分散度   B. 比重   C. 溶解度

    D. 化学成分   E. 硬度

255. 决定吸入粉尘在呼吸道各部位阻留比例的主要因素是

    A. 粉尘的溶解性   B. 粉尘的分散度   C. 比重

    D. 荷电性   E. 吸入粉尘浓度和暴露时间

256. 对我国工人健康威胁最大的职业病是

    A. 尘肺   B. 职业性哮喘   C. 噪声聋

    D. 接触性皮炎   E. 以上都不是

257. 尘肺是指

    A. 长期吸入生产性粉尘而引起的以肺组织纤维化为主的全身性疾病

    B. 长期吸入生产性粉尘而引起的以呼吸系统症状为主的疾病

    C. 由于吸入游离二氧化硅粉尘引起的以肺组织纤维化为主的疾病

    D. 由于吸入生产性粉尘而引起的肺内炎症性疾病

    E. 以上都不是

258. 尘肺诊断的主要临床依据是

    A. 职业史   B. 症状与体征   C. 肺功能

    D. X线胸片   E. 病理切片

259. 尘肺综合性预防八字方针中包含二级预防内容的是

    A. 教、管   B. 革   C. 水、密、风

    D. 护   E. 查

260. 按所接触粉尘的性质可将尘肺分为以下几类，除了

    A. 硅肺   B. 炭尘肺   C. 硅酸盐肺

    D. 煤硅肺和其他尘肺   E. 良性尘肺

261. 下列哪项不作为诊断硅肺病的依据

    A. 矽尘作业职业史   B. X线胸片   C. 胸透

    D. 国家发布实施的尘肺X线诊断标准   E. 生产场所粉尘浓度测定资料

262. "迟发性硅肺"是指

    A. 发病潜伏期大于20年的硅肺病   B. 脱离硅尘作业若干年后发生的硅肺病

    C. 接触低浓度粉尘引起的硅肺病   D. 接触者晚年发生的硅肺病

    E. 以上都不是

263. 硅肺病最常见和危害最大的并发症是

    A. 支气管炎   B. 肺结核   C. 肺癌

    D. 肺心病   E. 肺气肿

264. 硅肺病的特征性病理改变是

A. 硅结节   B. 肺间质纤维化   C. 圆形小阴影

D. 肺泡结构破坏   E. 肺脏体积增大、含气量减少

265. 硅尘作业是指

A. 接触含游离 SiO_2 的粉尘作业

B. 接触含结合型 SiO_2 的粉尘作业

C. 接触含游离 SiO_2 10%以上的粉尘作业

D. 接触含游离 SiO_2 50%以上的粉尘作业

E. 以上都不是

266. 影响尘肺发病与否的决定性因素是

A. 粉尘浓度   B. 粉尘分散度   C. 接尘时间

D. 肺内粉尘蓄积量   E. 以上都不是

267. 在法定职业病种类与名单中，以下不属于尘肺的是

A. 石墨尘肺   B. 炭黑尘肺   C. 石棉肺

D. 农民肺   E. 水泥肺

268. 反映高温作业者劳动强度和受热程度的最佳综合指标是

A. 体温   B. 出汗量   C. 心率

D. 血压   E. 排尿量

269. 一般认为，高温作业工人生理应激中心体温的上限值是

A. 37.5℃   B. 38℃   C. 38.5℃

D. 39℃   E. 以上都不是

270. 下列不属于中暑致病因素的是

A. 高气温   B. 强体力劳动   C. 高气湿

D. 肥胖   E. 强热辐射

271. 高气湿是指相对湿度

A. >30%   B. >50%   C. >60%

D. >80%   E. 以上都不是

272. 热射病的主要发病机制为

A. 大量出汗导致血容量不足

B. 机体脱水后补充大量淡水

C. 机体蓄热导致中枢体温调节功能障碍

D. 外周血管扩张致脑供血不足

E. 头部受强热辐射直接照射致脑组织水肿

273. 属于湿热型作业的是

A. 炼钢   B. 铸造   C. 印染

D. 地质勘探   E. 以上都不是

274. 热辐射是指较高温度的物体

A. 以电磁辐射的形式向外散发的能量   B. 以 X 射线的形式向外散发的能量

C. 以红外线的形式向外散发的能量   D. 以紫外线的形式向外散发的能量

E. 以上都不是

275. 计算声压级的基准声压是

A. 100Hz 纯音的听阈声压   B. 100Hz 纯音的基准声压

C. 1000Hz 纯音的听阈声压   D. 1000Hz 纯音的基准声压

E. 1000Hz 纯音的痛阈声压

276. 频率为 100Hz，强度为 52dB 的声音听起来与频率为 1000Hz 标准音的 40dB 的声音一样响，则该 100Hz 声音的响度级为

     A. 100 方   B. 52 方   C. 40 方

     D. 1000 方   E 以上都不是

277. 噪声所致听力损伤在听力曲线图常在哪一频率出现"V"形凹陷

     A. 5000Hz   B. 4000Hz   C. 3000Hz

     D. 2000Hz   E. 1000Hz

278. 下列哪项改变不属于噪声对听觉器官的影响和损害

     A. 听觉适应   B. 听觉疲劳

     C. 暂时性听阈下移   D. 暂时性听阈上移

     E. 永久性听阈上移

279. 依据我国现行噪声卫生标准，工作场所噪声强度最高不得超过

     A. 80dB   B. 85dB   C. 90dB

     D. 110dB   E. 115dB

280. 不属于单纯局部振动的操作是

     A. 拖拉机驾驶   B. 电锯伐木

     C. 建筑灌浆捣固   D. 风钻凿岩

     E. 风铲清砂

281. 局部振动病的典型临床表现是

     A. 发作性白指或白手   B. 肢端感觉障碍

     C. 类神经征   D. 多汗、血压改变等自主神经功能紊乱表现

     E. 以上都不是

282. 射频辐射中生物学效应最大的波段是

     A. 中长波   B. 超短波   C. 短波

     D. 毫米微波   E. 厘米微波

283. 电离辐射单位贝可(Bq)是

     A. 放射性活度的原专用单位   B. 放射性活度的国际制单位

     C. 照射量的原专用单位   D. 吸收剂量的原专用单位

     E. 吸收剂量的 SI 单位

284. 衡量不同类型电离辐射的生物学效应的电离辐射单位是

     A. 放射性活度   B. 吸收剂量   C. 照射量

     D. 剂量当量   E. 铅当量

285. 急性放射病的病程时相性明显，一般分为

     A. 刺激期、潜伏期、极期、恢复期   B. 潜伏期、症状明显期、极期、恢复期

     C. 初期、假愈期、极期、恢复期   D. 潜伏期、极期、恢复期

     E. 以上都不是

286. 在对某工厂职业人群进行体检时，发现某种常见病的发病率明显高于一般人群，此种疾病很可能是

A. 职业病   B. 传染病
C. 工作有关疾病   D. 公害病
E. 以上都不是

287. 某厂喷漆工，工龄 5 年，近半年来出现头痛、头晕、乏力、恶心、牙龈出血等症状，实验室检查 WBC$3.5×10^9$/L，血小板 $55×10^9$/L，该工人最可能患
    A. 慢性铅中毒   B. 急性苯中毒   C. 慢性苯中毒
    D. 慢性汞中毒   E. 急性汞中毒

288. 某蓄电池厂磨粉工，工龄 14 年，近半年来出现头痛、头昏、肌肉关节酸痛、手指麻木等症状，实验室检查有轻度贫血，该患者可考虑诊断为
    A. 急性铅中毒   B. 慢性铅中毒   C. 急性苯中毒
    D. 慢性苯中毒   E. 慢性汞中毒

289. 某厂仪表制造工，工龄 8 年，近几个月常出现头痛、头昏、烦躁、易怒等症状，并有书写困难、口腔黏膜溃疡、牙龈红肿等体征，此工人可能为
    A. 急性苯中毒   B. 急性铅中毒   C. 急性汞中毒
    D. 慢性汞中毒   E. 慢性铅中毒

290. 某钢铁厂炼焦工，因焦炉煤气泄漏中毒，出现昏迷而入院治疗，在意识障碍恢复出院后 1 个月，又出现神情症状和意识障碍，精神呆滞、语言不清、肢体震颤等，该患者可能是
    A. 脑出血   B. 脑膜炎   C. 脑肿瘤
    D. 脑梗死   E. 迟发脑病

291. 某男，25 岁，操作工，由于开错阀门管道，致使光气外溢，下班后感到气短，咯粉红色泡沫样痰，入院检查呼吸困难、血压下降、两肺可闻湿音，该患者属化学性肺水肿哪一期
    A. 刺激期   B. 潜伏期   C. 肺水肿期
    D. 恢复期   E. 反复期

292. 某制革厂设在室内的废水池阀门堵塞，一名工人欲用水泵抽废水疏通，下池后即感胸闷，爬出时突然神志不清，有 3 名工人进行救助，也先后昏倒。这起事故可能是
    A. 一氧化碳中毒   B. 二氧化硫中毒   C. 二氧化碳中毒
    D. 硫化氢中毒   E. 氮气中毒

293. 某制革厂设在室内的废水池阀门堵塞，一名工人欲用水泵抽废水疏通，下池后即感胸闷，爬出时突然神志不清，有 3 名工人进行救助，也先后昏倒。抢救该患者应首先
    A. 脱离现场   B. 人工呼吸   C. 给予呼吸兴奋剂
    D. 保暖   E. 绝对卧床

294. 某男性，急性乐果重度中毒 72 小时后出现肌力明显减低，此时应考虑
    A. 有机磷农药急性中毒神经系统后遗症   B. 胆碱能危象
    C. 有机磷农药中毒中间期肌无力综合征   D. 亚急性中毒
    E. 中毒性周围神经病

295. 某女性，从事高温作业 4 小时后，感觉剧烈头痛，并迅速进入浅昏迷状态，体温 39.5℃，则其最可能的中暑类型是
    A. 机体蓄热   B. 热射病   C. 热痉挛

D. 热衰竭   E. 中度中暑

296. 某女性，纺织厂织布车间挡车工，工龄 12 年，电测听检查，见双耳听力图(听力曲线)上在 4000Hz 处听力下降超过 30dB，此改变属于
   A. 听觉适应   B. 听觉疲劳   C. 听力损伤
   D. 噪声聋   E. 爆震性耳聋(间断脉冲噪声损伤)

297. 发展中国家与发达国家的疾病类型和死因谱存在明显差异，主要原因是下列哪项因素的不同
   A. 政治因素   B. 经济因素   C. 教育因素
   D. 风俗习惯   E. 卫生服务

298. 社会文化因素不包括
   A. 文学艺术   B. 科学技术   C. 宗教信仰
   D. 地质环境   E. 风俗习惯

299. 据调查，经济水平转低的发展中国家 5 岁以下儿童死亡的 70%~90%归因于
   A. 传染病和营养不良   B. 慢性疾病   C. 急性中毒
   D. 食物中毒   E. 环境污染

300. 据统计，在大城市综合性医院就诊的初诊患者中约有多大比例是心身疾病
   A. 1/2   B. 1/3   C. 1/4
   D. 1/5   E. 1/6

301. 以下哪项描述不是心身疾病的流行特点
   A. 女性高于男性   B. 城市高于农村
   C. 更年期最高   D. 脑力劳动者高于体力劳动者
   E. 经济不发达地区高于发达地区

302. 最为常见又较肯定的心身疾病是
   A. 流行性感冒   B. 原发性高血压   C. 肺结核
   D. 肺癌   E. 水俣病

303. 吸烟对人体的最大危害是
   A. 肺癌   B. 冠心病   C. 高血压
   D. 肺炎   E. 以上都不是

304. 我国中年人的吸烟动机不包括
   A. 认为吸烟能提神   B. 能提高工作效率
   C. 心情沉闷时借烟解愁   D. 以烟作为社会交际的一种方式
   E. 有男子汉的阳刚风采

305. 酗酒对人体的主要危害是
   A. 乙醇性脑病   B. 心血管疾病   C. 神经精神疾病
   D. 中毒性肝病   E. 胃病

306. 以注射方式吸毒，最易感染
   A. 肝炎   B. 肺炎   C. 艾滋病
   D. 脑炎   E. 性病

307. 以下对吸毒危害的描述，不正确的是
   A. 长期使用则可能引起大脑器质性病变，形成器质性精神障碍

B. 可能感染 AIDS 病

C. 对家庭带来危害

D. 对社会产生危害

E. 引起严重的肝损害

308. 不洁性行为的危害，最主要的是

A. 导致婚姻关系紧张　　B. 严重影响子女身心健康　　C. 性传播疾病

D. 社会道德危机　　E. 人口增长

309. 以下各项中不适合采取第一级预防的是

A. 职业病　　B. 心血管疾病

C. 病因不明，难以觉察预料的疾病 D. 脑卒中

E. 糖尿病

310. 第一级预防内容不包括下列哪项

A. 健康教育　　B. 促进康复

C. 环境监测　　D. 锻炼身体

E. 婚前检查

311. 哪一项不是突发公共卫生事件的特征

A. 属于传染病　　B. 可造成政治影响

C. 造成严重健康和生命损害　　D. 公共卫生属性

E. 突发性

312. 第一级预防的措施是

A. 低毒原料代替高毒原料　　B. 建立家庭病床

C. 开展社区康复　　D. 加强心理咨询和指导

E. 定期检查

313. 第二级预防的措施是

A. 免疫接种　　B. 开展健康教育

C. 改革工艺流程　　D. 高危人群的重点监护

E. 开展社区康复

314. 第三级预防的措施是

A. 免疫接种　　B. 定期检查　　C. 开展健康教育

D. 改革工艺流程　　E. 心理咨询和指导

315. 预防职业病最有效的措施是开展

A. 第三级预防　　B. 第二级预防　　C. 第一级预防

D. 目标预防　　E. 以上都不是

316. 针对发病早期而采取的"三早"预防措施属于

A. 第一级预防　　B. 第二级预防　　C. 第三级预防

D. A+B　　E. A+B+C

317. 突发事件应急预案不包括哪项内容

A. 突发事件应急处理指挥部的组成和相关部门的职责

B. 突发事件的监测与预警

C. 突发事件信息的收集、分析、报告、通报制度

D. 突发事件应急处理技术和监测机构及其任务

E. 加强临床医师作用

318. 关于"以家庭为单位的社区卫生服务"的说法，哪项是对的

    A. 所有服务在家庭中进行   B. 通过家庭成员的间接服务

    C. 通过培训使家庭成员掌握医护技术   D. 充分利用家庭资源的服务

    E. 由家庭成员承担护理任务

319. 下述哪项是社区卫生服务的特性

    A. 重视病胜于重视人   B. 服务对象主要是老年人

    C. 以临床治疗为主   D. 服务范围包括个人、家庭和社区

    E. 服务方式是上门服务

320. 控制体重的一般方法不包括

    A. 改变饮食结构和饮食习惯   B. 禁食   C. 行为疗法

    D. 剧烈运动   E. 保持稳定的生活规律

321. 人类每天晚上理想睡眠的时间是

    A. 4~5 小时   B. 5~6 小时   C. 7~8 小时

    D. 9~10 小时   E. 11~12 小时

322. 接种卡介苗可预防

    A. 结核病   B. 乙型肝炎   C. 脊髓灰质炎

    D. 百日咳   E. 破伤风

323. 接种百白破疫苗可预防

    A. 结核病、乙型肝炎、脊髓灰质炎   B. 百日咳、白喉、破伤风

    C. 白喉、破伤风、麻疹   D. 白喉、乙型肝炎、脊髓灰质炎

    E. 百日咳、白喉、麻疹

324. 目前，影响婴幼儿健康的最常见疾病不包括

    A. 佝偻病   B. 缺铁性贫血   C. 腹泻

    D. 结核   E. 肺炎

325. 社区预防保健的特点不包括

    A. 针对性   B. 系统性   C. 群众性

    D. 艰巨性   E. 长期性

326. 下面哪项不是社区卫生服务"六位一体"的综合功能

    A. 疾病预防   B. 专科医疗   C. 保健

    D. 康复   E. 健康教育

327. 社区卫生服务的对象是

    A. 患者   B. 老年人   C. 社区内的全体人群

    D. 重点保健人群   E. 健康人群

(三) 简答题

1. 临床医师在工作中怎样弥合临床医学和预防医学之间的裂痕？

2. 医学生为什么要学习预防医学？

3. 结合我国新医改方案谈谈我国的卫生工作战略目标。

4. 简述人类环境的主要构成要素。

5. 说出人类生态学上常用的几个概念和相互关系。

6. 何为环境污染? 简述环境污染物的来源、迁移与自净。

7. 简述各类环境污染物吸收、分布、代谢过程。

8. 简述环境污染对健康危害的主要表现形式。

9. 环境污染可引起哪些疾病?

10. 说出环境污染对健康损害的影响因素有哪些。

11. 简述我国环境污染的主要防治措施及其环境保护方针。

12. 请指出太阳紫外线与健康的关系,过量太阳紫外线辐射暴露可引发哪些疾病?

13. 简述气象因素的种类及气象因素与健康的关系。

14. 简述大气污染对人体健康的危害。

15. 气候变暖会对人类健康带来哪些危害?

16. 常见的室内空气污染来源有哪些? 如何评价室内空气质量?

17. 简述空气污染的防护措施。

18. 简述水源的种类及其卫生学特征。

19. 简述生活饮用水水质基本卫生要求和制订生活饮用水水质标准的依据。

20. 简述我国水质卫生新标准的主要特点(5749-2006)。并说出制订该标准的目的和动因。

21. 指出水体污染对人群健康的主要危害。

22. 简述氯化消毒的原理及其影响消毒效果的因素。

23. 什么是生物地球化学性疾病? 其特点如何?

24. 我国常见的化学元素性地方病有哪些? 简述其预防措施。

25. 简述土壤的卫生防护原则。

26. 洪涝灾害后如何预防食物中毒的发生?

27. 自然灾害条件下,预防疾病应采取哪些控制对策?

28. 蛋白质有哪些重要生理功能?

29. 如何评价食物蛋白质质量?

30. 什么是蛋白质的互补作用? 举例说明。

31. 蛋白质的食物来源有哪些?

32. 脂肪的生理功能有哪些?

33. 试述脂肪酸的分类。

34. 必需脂肪酸包括哪些脂肪酸? 其生理功能有哪些?

35. 机体胆固醇的来源有哪些?

36. 试述每日脂肪的供给量。

37. 脂肪和健康的关系有哪些?

38. 既然脂类摄入过多可引起高脂血症、肥胖、冠心病和癌症,那么我们是否不应该摄入含有脂类的食物抑或仅食用那些含脂类很少的食物呢?

39. 糖类及膳食纤维分类及生理功能有哪些?

40. 试述糖类和膳食纤维的食物来源。

41. 试述膳食纤维与疾病的关系。

42. 简述糖类的食物来源及供给量。

43. 糖类与健康的关系如何?

44. 影响基础代谢率的因素是有哪些?

45. 人体对热能的消耗包括哪些方面?

46. 三大热能营养素之间有什么关系?

47. 简述各种维生素的缺乏病。

48. 简述各种维生素的功能和主要食物来源。

49. 脂溶性维生素与水溶性维生素的区别是什么?

50. 简述机体维生素缺乏的原因。

51. 简述机体水溶性维生素营养状况的评价方法。

52. 试述碘摄入过多或过少对健康的影响。

53. 锌缺乏症有哪些表现?

54. 各种矿物质和微量元素的主要生理作用有哪些?

55. 各种矿物质和微量元素主要食物来源有哪些?

56. 影响钙吸收的因素有哪些?

57. 如何选购钙补充剂?

58. 影响铁吸收的因素有哪些?

59. 影响锌吸收的因素有哪些?

60. 食物分为哪几类?

61. 试述谷粒的结构和营养素分布情况。

62. 谷类的主要营养成分是什么? 有何特点?

63. 简述谷类食物的缺点与不足。

64. 加工、烹调及储存如何影响谷类营养价值?

65. 简述豆类的主要营养成分。有何特点?

66. 试述畜禽肉的主要营养价值。

67. 水产类食物的营养价值如何?

68. 蛋类食物的营养价值如何?

69. 奶类的营养价值如何?

70. 蔬菜水果的营养价值有何特点? 加工烹调对其营养价值有何影响?

71. 试述孕妇营养生理特点及对营养的需要。

72. 试述不同妊娠时期的膳食要点。

73. 孕妇营养不良对胎儿和母体有哪些影响?

74. 乳母营养需要有哪些特点?

75. 如果乳母膳食中钙摄入不足,乳汁中钙含量如何保持基本稳定?

76. 试述乳母的膳食原则。

77. 试述婴幼儿的营养需要。

78. 母乳喂养有哪些优越性?

79. 试述断奶食品添加的原则。

80. 试述幼儿膳食的原则。

81. 婴幼儿常见的营养性疾病有哪些? 其病因及预防措施是什么?

82. 儿童的膳食要求有哪些?

83. 老年人营养需要有哪些特点？

84. 老年人合理膳食的原则是什么？

85. 中老年人常见的营养有关疾病有哪些？

86. 膳食调查的基本要求有哪些？

87. 简述膳食调查的方法及其优缺点。

88. 营养调查内容有哪些？

89. 简述我国居民膳食指南。

90. 目前世界上有哪些膳食结构类型？各有何特点？

91. 平衡膳食宝塔应用时应注意什么问题？

92. 蛋白质-热能营养不良的病因有哪些？分为哪些类型？有哪些临床表现？有何区别？

93. 如何治疗和预防蛋白质-热能营养不良？

94. 肥胖症对儿童健康有哪些影响？

95. 简述糖尿病营养治疗的原则与要求。

96. 医院膳食分为哪些类型？

97. 基本膳食包括哪些？其适用对象和膳食要求有哪些？

98. 各种治疗膳食的其适用对象和膳食原则有哪些？

99. 各种诊断试验膳食的适用对象及膳食要求有哪些？

100. 营养支持的途径有哪些？

101. 简述匀浆膳和要素膳的理化特性。

102. 简述食源性疾病的分类。

103. 简述食物中毒的特征。

104. 简述细菌性食物中毒的预防原则。

105. 简述职业病的特点，列举职业病预防与控制的措施。

106. 简述职业病的诊断依据。

107. 简述职业健康监护的主要内容。

108. 简述慢性苯中毒的作用机制。

109. 简述从事苯作业的就业禁忌证。

110. 简述慢性苯中毒的临床表现。

111. 简述急性苯中毒的临床表现。

112. 简述慢性铅中毒的实验室检查。

113. 简述 WHO 和国际劳工组织对职业卫生和安全工作提出的五项原则。

114. 简述刺激性气体引起肺水肿的治疗。

115. 什么是生产性毒物？其来源如何？

116. 简述有机磷农药中毒迟发性神经病的临床特点。

117. 什么是生产性粉尘？试述其理化性质的卫生学意义及其对人体健康的影响。

118. 简述生产性粉尘对人体的致病作用。

119. 简述防尘措施"八字方针"的内容。

120. 何谓硅肺？硅肺的发病机制是什么？

121. 何谓矽尘作业？影响硅肺的主要发病因素有哪些？

122. 简述硅肺的治疗与处理原则。

123. 简述硅肺病主要的临床症状及其并发症。
124. 硅肺的 X 线胸片有何特征？大阴影与小阴影有何区别？
125. 简述高温作业对机体的影响。
126. 简述影响噪声危害的因素。
127. 家庭有哪几种常见的类型？
128. 良好的家庭具有哪些功能？
129. 社区有哪些基本构成要素？
130. 医源性疾病由何原因引起？
131. 在日常生活中，常引起心身疾病的心理因素有哪些？
132. 简述心身疾病的特点。
133. 常见的不良行为有哪些？
134. 吸毒的危害有哪些？
135. 简述第一级预防的措施。
136. 简述第二级预防的措施。
137. 简述第三级预防的措施。
138. 简述突发公共卫生事件的特点。
139. 简述初级卫生保健的内容。
140. 初级卫生保健工作的重点应放在哪级预防？为什么？
141. 简述社区卫生服务的特点。
142. 简述建立社区卫生服务机构的原则。
143. 社区预防保健的基本任务有哪些？
144. 社区诊断包括哪些内容？
145. 健康促进的基本内容有哪些？
146. 简述临床预防服务的基本概念和基本内容。
147. 简述儿童预防保健服务的内容。
148. 儿童预防保健服务方式有哪些？
149. 简述临终关怀的目的。

（王建洲　刘　锐　甘亚楠）

第二篇　医学统计学习题

一、数值变量资料的统计分析

(一) 名词解释

1. 同质与变异　2. 总体与样本　3. 参数与统计量　4. 随机误差、系统误差和过失误差　5. 概率和小概率事件　6. 数值变量和分类变量　7. 标准正态分布　8. 医学参考值范围　9. 均数的抽样误差和标准误　10. 总体均数的置信区间　11. 方差分析　12. 均方

(二) 选择题

1. 统计工作的步骤不包括
   A. 搜集资料　　　　　B. 统计设计　　　　　C. 分析资料
   D. 整理资料　　　　　E. 得出结论

2. 下列属于随机事件的是
   A. 人的寿命　　　　　　　　　　B. 地球四季变化
   C. 某人对注射青霉素可能过敏　　D. 人能在没有氧气的环境中存活
   E. 均不是

3. 抽样误差是指
   A. 仅为样本统计量间差异　　　　B. 总体参数间差异
   C. 样本统计量与总体参数间差异　D. 总体参数与总体参数间差异
   E. 个体值与样本统计量的差异

4. 总体必须是由
   A. 个体组成　　　　　B. 研究对象组成　　　C. 同质个体组成
   D. 研究指标组成　　　E. 研究目的而定

5. 由样本推断总体，样本应该是
   A. 总体中任意的一部分　　　　　B. 总体中典型部分
   C. 总体中有意义的一部分　　　　D. 总体中有代表性的一部分
   E. 有价值的部分

6. 概率 $P=0$ 时表示事件
   A. 已经发生　　　　　B. 可能发生　　　　　C. 极可能发生
   D. 不可能发生　　　　E. 在一次抽样中极有可能不发生

7. 下列哪项不属于计量资料
   A. 50 人的血压平均值　　B. 体重(cm)　　　　C. HBsAg 阳性数
   D. 身高(kg)　　　　　　E. 胸围(cm)

8. 白细胞计数、就诊人数、住院天数分别属于
   A. 计量资料、计数资料、计量资料　　　B. 计量资料、计数资料、计数资料
   C. 计数资料、计量资料、计量资料　　　D. 计数资料、计数资料、计量资料

E. 半定量资料、计数资料、计数资料

9. 某医师开展一项科研工作，与搜集资料的无关的工作是
    A. 实验   B. 录入计算机   C. 专题调查
    D. 统计报表   E. 医疗卫生工作记录

10. 分析资料包括
    A. 对照、重复   B. 随机、均衡   C. 描述、推断
    D. 计算、讨论   E. 归纳、整理

11. 频数表的两个特征是
    A. 计算指标与统计处理   B. 正态分布与偏态分布
    C. 集中趋势与离散趋势   D. 分布类型与对称程度
    E. 集中程度与离散趋势

12. 平均数作为一种统计指标是用来分析
    A. 调查资料   B. 半定量资料   C. 等级资料
    D. 分类变量资料   E. 数值变量资料

13. 平均数表示一群性质相同的变量值的
    A. 离散趋势   B. 精密水平   C. 分布情况
    D. 集中趋势   E. 相对变异

14. 以组距为 10，如下划分组段何者正确
    A. 0~，10~，20~，…   B. 0~9，10~19，20~，…
    C. 0~10，10~20，20~30，…   D. ~10，~20，~30，…
    E. 以上全不对

15. 变异系数表示
    A. 平均水平   B. 对称分布   C. 离散趋势
    D. 相对变异度   E. 集中趋势

16. 适用于均数与标准差描述的资料是
    A. 偏态分布   B. 正态分布   C. 正偏态分布
    D. 不对称分布   E. 负偏态分布

17. 不适用于中位数与四分位数间距描述的资料是
    A. 负偏态分布   B. 偏态分布   C. 正态分布
    D. 正偏态分布   E. 不对称分布

18. 一份考卷有 3 个问题，每个问题 1 分，班级中 30% 得 3 分，50% 得 2 分，10% 得 1 分，10% 得 0 分，则平均得分为
    A. 1.5   B. 2.1   C. 1.9
    D. 2   E. 不知道班级中有多少人，所以不能算出平均得分

19. 原始数据分布不明时，表示集中趋势的指标
    A. 均数合理   B. 几何均数合理   C. 中位数合理
    D. 均数和中位数都合理   E. 几何均数和中位数都合理

20. 一组变量值的标准差将
    A. 随变量值的个数 n 增加而增大   B. 随变量值之间的变异增加而增大
    C. 随变量值的个数 n 增加而减小   D. 随系统误差的减小而减小

E. 随系统误差的增加而减小

21. 对于一个正偏态分布的资料，哪项是错误的
    A. 不对称
    B. 集中位置偏向一侧，峰偏右，长尾向左侧
    C. 均数大于中位数
    D. 适合用中位数描述其集中位置
    E. 离散程度不宜用标准差描述

22. 制订医学参考值范围不必考虑下列哪项
    A. 确定样本量足够大的正常人
    B. 选用适当的计算方法
    C. 选用适当的百分界值
    D. 确定指标的单侧或双侧界值
    E. 算出抽样误差

23. 正态分布(μ, σ^2)，当μ恒定时，σ越大
    A. 观察值变异程度越小，曲线越"瘦"
    B. 观察值变异程度越大，曲线越"胖"
    C. 曲线沿横轴越向右移动
    D. 曲线形状和位置不变
    E. 曲线沿横轴越向左移动

24. 正态分布曲线$(\mu \pm 1.645\sigma)$区间的面积占总面积的
    A. 95%
    B. 68.27%
    C. 97.5%
    D. 99%
    E. 90%

25. 如果每个变量值均加上一个不等于0的常数，则下列均数与标准差的说法何者正确
    A. 均数改变，标准差不变
    B. 均数改变，标准差改变
    C. 均数不改变，标准差不变
    D. 均数不改变，标准差改变
    E. 与均数、标准差无关

26. 标准正态曲线下区间$(-\infty \sim +1)$所对应的面积是
    A. 95%
    B. 84.14%
    C. 68.27%
    D. 31.73%
    E. 50%

27. 标准正态分布曲线下中间90%的面积所对应的横轴尺度u的范围是
    A. $-1.645 \sim +1.645$
    B. $-\infty \sim +1.645$
    C. $-\infty \sim +1.282$
    D. $-1.282 \sim +1.282$
    E. $-2.326 \sim +2.326$

28. 表示变异程度指标中，哪一项是正确的
    A. 标准差越大，变异程度越小
    B. 标准差越小，变异程度越大
    C. 变异系数越大，变异程度越小
    D. 变异系数越小，变异程度越小
    E. 全距越大，变异程度越小

29. 抽样的目的是
    A. 研究样本统计量
    B. 研究总体统计量
    C. 研究典型案例
    D. 研究误差
    E. 由样本推断总体参数

30. 尿铅含量为偏态分布，过高有病理意义，其95%参考值范围的公式应为
    A. $\bar{x} \pm 1.96S$
    B. $\bar{x} + 1.96S$
    C. P_{95}
    D. P_5
    E. $P_{2.5}$

31. 估计医学参考值范围时，哪项说法是错误的
    A. "正常"是指健康，没有疾病
    B. "正常人"是指排除了对研究指标有影响的疾病和因素的人
    C. 需要足够数量，通常样本含量在100例以上
    D. 需要考虑样本的同质性

　　E. 对于某些指标组间差别明显且有实际意义的，应先确定分组，再分别估计医学参考
　　　　值范围

32. 估计医学参考值范围，选择百分界限时
　　A. 最好选择 95%
　　B. 应尽可能减少假阳性率(误诊率)，即选择较高百分界限，如 99%
　　C. 应尽可能减少假阴性率(漏诊率)，即选择较低百分界限，如 80%
　　D. 应该根据研究目的和实用，权衡假阳性和假阴性的比例，选择适当的百分界限
　　E. 实际很难选择适当的百分界限，习惯上取 95%

33. 已知正常人与肝病患者 SGPT 指标的分布有重叠，SGPT 水平增高有临床意义，确定
　　指标参考值范围时，上限订得越高
　　A. 漏诊率与误诊率越大　　　　　　　　B. 漏诊率与误诊率越小
　　C. 漏诊率越小，误诊率越大　　　　　　D. 漏诊率越大，误诊率越小
　　E. 漏诊率不变，误诊率越小

34. 一组正态分布曲线，经过 $u=(x-\mu)/\sigma$ 变换后
　　A. 一组曲线，$\mu=0$，σ 不确定　　　　B. 一组曲线，μ、σ 都不确定
　　C. 一条曲线，$\mu=0$，$\sigma=1$　　　　　　D. 一条曲线，$\mu=1$，σ 不确定
　　E. 一组曲线，$\mu=1$，$\sigma=0$

35. 关于正常值范围，下列哪项说法是正确的
　　A. 用正态分布法求 95% 的参考值范围，其公式一定是 $\bar{x}\pm1.96S$
　　B. 某项指标超出参考值范围的人是异常或不健康的
　　C. 随机测量某人某项指标，如果其值在 95% 的参考值范围内，则有 95% 的把握认为
　　　　此人此项指标正常
　　D. 健康是相对的，所谓"正常人"是指，排除了可能影响所研究指标的疾病或因素的人
　　E. 求偏态分布资料的参考值范围时，$P_{2.5} \sim P_{97.5}$ 近似于 $\bar{x}\pm1.96S$

36. 一个大样本成年男性舒张压测量资料的均数与中位数是 84mmHg，标准差是 10mmHg，则
　　A. 约有 95% 男性的舒张压在 64.4 ～ 103.6mmHg
　　B. 成年男性的舒张压总体均数 95% 可信区间为 64.4 ～ 103.6mmHg
　　C. 总体中约有 5% 男性舒张压超过 103.6mmHg
　　D. 总体中约有 5% 男性舒张压低于 64.4mmHg
　　E. 总体中约有 5% 男性舒张压 ≤84mmHg

37. $\sigma_{\bar{x}}$ 表示
　　A. 总体均数的离散程度　　　　　　　　B. 总体均数的标准差
　　C. 变量值 x 的可靠程度　　　　　　　D. 变量值 x 的离散程度
　　E. 样本均数的标准差

38. 要减小抽样误差，最切实可行的方法是
　　A. 控制个体变异　　　　　　　　　　　B. 适当增加观察例数
　　C. 校正仪器、试剂、统一标准　　　　　D. 考察总体中的每一个个体
　　E. 严格挑选观察对象

39. 正常人体某些非必需元素含量及一些传染病的潜伏期的频数分布都是观察值较小的一
　　侧集中了较多的频数这种分布类型为

A. 正态分布型　　　　B. 正偏态分布　　　　C. 对称性分布

D. 负偏态分布　　　　E. 均不对

40. 计算血清抗体效价等平均水平时，宜选用

　　A. 算术均数　　　　B. 中位数　　　　C. 几何均数

　　D. 众数　　　　E. 均不对

41. 抽样时造成 t 分布与正态分布状态差异的主要原因是

　　A. 均数不同　　　　B. 标准差不同　　　　C. 标准误不同

　　D. 样本含量过小　　　　E. 均不对

42. 来自同一总体的两个样本，_____小的样本均数估计总体均数时更可靠

　　A. CV　　　　B. s　　　　C. $t_{0.05,v}S_{\bar{x}}$

　　D. SS　　　　E. r

43. 在抽样研究中，当样本含量逐渐增大时

　　A. 标准差逐渐增大　　　　B. 标准误逐渐增大　　　　C. 标准差趋向于 0

　　D. 标准差逐渐减小　　　　E. 标准误逐渐减小

44. 在标准差与标准误的关系中

　　A. 二者均反映抽样误差大小

　　B. 标准差一定时，样本例数增大，则标准误减小

　　C. 可信区间大小与标准差有关，而参考值范围与标准误有关

　　D. 二者均反映个体变量值离散程度大小

　　E. 均不对

45. 标准误越大，则表示此次抽样得到的样本均数

　　A. 系统误差越大　　　　B. 抽样误差越大　　　　C. 可靠程度越大

　　D. 可比性越差　　　　E. 离散程度越大

46. 关于抽样误差，下列哪项是正确的

　　A. 标准误反映了抽样误差的大小，也是反映样本个体差异分布的指标

　　B. 总体的离散程度大，则抽样误差也必然大

　　C. 抽样研究中抽样误差是不可避免的，但对于随机样本，可估计抽样误差的大小

　　D. 严格遵循实验设计的原理，可以避免系统误差和抽样误差

　　E. 严格挑选样本，可准确估计出抽样误差的大小

47. 总体均数的 95% 可信区间可用_____表示

　　A. $\mu \pm 1.96\sigma$　　　　B. $\mu \pm 1.96\sigma_{\bar{x}}$　　　　C. $\bar{x} \pm t_{0.05,v}S_{\bar{x}}$

　　D. $\bar{x} \pm 1.96s$　　　　E. $\bar{x} \pm 1.96\sigma$

48. 资料呈正态分布的情况下，双侧 99% 正常值范围是

　　A. $\bar{x} \pm 1.96S_{\bar{x}}$　　　　B. $\bar{x} \pm 1.96s$　　　　C. $\bar{x} \pm 2.58S_{\bar{x}}$

　　D. $\bar{x} \pm 2.58s$　　　　E. 以上均不对

49. 在均数为 μ，标准差为 σ 的正态总体中随机抽样，$|\bar{x} - \mu| \geq$_____的概率为 0.05

　　A. 1.96σ　　　　B. $1.96\sigma_{\bar{x}}$　　　　C. $t_{0.05,v}s$

　　D. $t_{0.05,v}s_{\bar{x}}$　　　　E. $1.96s$

50. 正态曲线中位于平均数左侧的曲线下面积占总面积的
    A. 95%   B. 1%   C. 99%
    D. 50%   E. 5%

51. 有关 t 分布与正态分布哪种说法正确
    A. 二者均以 0 为中心，左右对称
    B. 曲线下中间 95%面积对应的百分位点均为 $\mu \pm 1.96$
    C. 当样本含量无限大时，二者一致
    D. 当样本含量无限大时，t 分布与标准正态分布一致
    E. 均不对

52. 关于以 0 为中心的 t 分布，哪项是错误的
    A. t 分布是一簇关于 0 对称的曲线
    B. 当 v 趋近于 ∞ 时，t 分布趋向于标准正态分布
    C. α 相同，则 v 越大，相应的 t 值越大
    D. 相同 v，α 越小，则 t 值越大
    E. t 分布是对称分布，但不是正态分布曲线

53. 一般情况下，t 分布中，双侧 $t_{0.05, v}$
    A. 大于 1.96   B. 小于 1.96   C. 大于 2.58
    D. 小于 2.58   E. 不能确定

54. 关于 t 界值表中，哪项是错误的
    A. 双侧 $t_{0.10, 25}$=单侧 $t_{0.05, 25}$ B. 单侧 $t_{0.05, 25}$<双侧 $t_{0.05, 25}$
    C. 双侧 $t_{0.05, 25}$<双侧 $t_{0.01, 25}$ D. 单侧 $t_{0.05, 25}$<单侧 $t_{0.05, 20}$
    E. 单侧 $t_{0.05, 25}$>双侧 $t_{0.05, 25}$

55. 统计推断的内容是
    A. 用样本指标估计总体指标   B. 检验统计上的"假设"
    C. A 和 B 均不是   D. A 和 B 均是
    E. 均不对

56. 关于 $\bar{x} \pm t_{0.05, v} S_{\bar{x}}$ 哪项是错误的
    A. 表示总体均数在此范围内的可能性是 95%
    B. 这个范围不是固定不变的，用此方法估计总体均数，平均来说每 100 次有 95 次是正确的
    C. 总体中有 95%的变量值在此范围内
    D. 100 次抽样，平均有 95 个可信区间包括总体均数
    E. 总体均数不在此范围内的可能性只有 5%

57. 确定假设检验的检验水准后，同一资料
    A. 单侧 t 检验显著，则双侧 t 检验必然显著
    B. 双侧 t 检验显著，则单侧 t 检验必然显著
    C. 双侧 t 检验不显著，则单侧 t 检验也不显著
    D. 单侧 t 检验不显著，则双侧 t 检验可能显著
    E. 单、双侧 t 检验结果没有联系

58. 测定某地 130 名正常成年男性本红细胞数，要估计该地正常成年男性细胞数 95%可信限范围是

    A. $\mu \pm 1.96 S_{\bar{x}}$ B. $\bar{x} \pm 1.96 \sigma_{\bar{x}}$ C. $\bar{x} \pm 1.96 S_{\bar{x}}$

    D. $\bar{x} \pm 1.96 S$ E. $\mu \pm 2.58 \sigma_{\bar{x}}$

59. 某医师比较甲乙两种治疗方法的疗效，作假设检验，若 $P<0.01$，则

    A. 两种疗法疗效没有差别

    B. 其中某一疗法非常优于另一疗法

    C. 有很大的把握认为某一疗法优于另一疗法

    D. 有很大的把握认为两种疗法疗效差别很小

    E. 如果是双侧检验，只能认为两种疗法疗效不同，不能推断何者为优

60. 若 t 值不变，自由度 v 增大，则

    A. P 值不变   B. P 值减小   C. P 值增大

    D. 无法判断   E. 与给定 α 有关

61. 两样本均数比较，经 t 检验，差别有显著性时，P 越小，说明

    A. 两样本均数差别越大   B. 两总体均数差别越大

    C. 越有理由认为两总体均数有差别   D. 越有理由认为两样本均数有差别

    E. 越有理由认为两总体均数差别很大

62. t 检验，$P<0.05$，说明

    A. 两样本均数不相等   B. 两总体均数差别有统计学意义

    C. 两样本均数差别较大   D. 两总体均数差别较大

    E. 两样本均数差别有实际意义

63. t 检验结果，$t=1.5$，$\alpha=0.05$，则

    A. 两样本均数有差别   B. 两总体均数有差别

    C. 两样本均数无差别   D. 两总体均数无差别

    E. 由于自由度 v 未知，$t(0.05, v)$ 不确定，所以不能判断两总体均数的差别是否有统计学意义

64. 两组样本均数差异的 t 检验，两样本例数小于 40 例，但两样本方差齐，则两样本均数之差大于或等于   时，有统计学意义

    A. $t_{0.05, v}$ B. $u_{0.05}$ C. $t_{0.05, v} S_{\bar{x}_1 - \bar{x}_2}$

    D. 1.96   E. $t_{0.05, v} S$

65. 样本均数比较，需检验无效假设 $\mu_1 = \mu_2$ 是否成立，可考虑用

    A. 方差分析   B. t 检验   C. u 检验

    D. A、B、C 均可   E. χ^2 检验

66. $H_0: \mu_1 = \mu_2$，$H_1: \mu_1 \neq \mu_2$，$\alpha = 0.05$，结果 $P<0.05$，拒绝 H_0，接受 H_1，这是因为

    A. H_0 成立的可能性小于 0.05   B. 检验出差别的把握大于 0.95

    C. H_1 成立的可能性大于 0.95   D. 犯第一类错误的可能性小于 0.05

    E. H_1 成立的可能性大于 0.05

67. 关于配对计量资料的比较，其说法不正确的是

    A. 此类资料可包括自身对照资料

B. 每对观察值之差的总体均数等于零

C. 它也包括同一批对象实验前后差别的比较

D. 它也可以用于样本含量不等时均数差别的比较

E. 它也包括不同方法对同一批样品的测定值的比较

68. 当总体方差已知时，检验样本均数与总体均数差别的假设检验可选择

A. t 检验   B. u 检验   C. t 检验或 u 检验

D. 方差分析   E. χ^2 检验

69. 12 名妇女分别用两种测量肺活量的仪器测最大呼气率(L/min)，比较两种方法检测结果有无差别，可进行

A. 成组设计 u 检验   B. 成组设计 t 检验   C. 配对设计 u 检验

D. 配对设计 t 检验   E. 配对设计 χ^2 检验

70. 配对 t 检验中，用药前数据减去用药后数据和用药后数据减去用药前数据，两次 t 检验

A. t 值符号相反，结论相反   B. t 值符号相同，结论相同

C. t 值符号相反，但结论相同   D. t 值符号相同，但大小不同，结论相反

E. 结论可能相同或相反

71. t 检验的作用是

A. 检验抽样误差的有无

B. 检验抽样误差为 0 的概率

C. 检验均数的差异由抽样误差所引起的概率大小

D. 检验实际差异为 0 的概率

E. 检验均数的差异由实际差异所引起的概率大小

72. 当 $v=20$，$t=1.96$ 时，样本均数与总体均数之差来源于抽样误差的概率

A. $P>0.05$ B. $P=0.05$ C. $P<0.05$

D. $P<0.01$ E. P 值不能确定，需查 t 界值表

73. 当求得 $t=t_{0.05, v}$ 时，结论为

A. $P>0.05$，接受 H_0，差异无统计学意义

B. $P<0.05$，拒绝 H_0，差异有统计学意义

C. $P=0.05$，拒绝 H_0，差异有统计学意义

D. $P=0.05$，接受 H_0，差异无统计学意义

E. $P=0.05$，正好在临界水平，重复实验，接受 H_0 的可能性还较大

74. 两样本均数比较时，分别取以下检验水准，以___所取第二类错误最小

A. $\alpha=0.05$ B. $\alpha=0.01$ C. $\alpha=0.10$

D. $\alpha=0.20$ E. $\alpha=0.15$

75. 假设检验中，如果两个总体的分布没有重叠，则

A. $\alpha=0$ B. $\alpha=0.05$ C. $\beta=0$

D. $\beta=0.05$ E. $\alpha=0.01$

76. 下列说法，哪项是错误的

A. 两组数据每个变量减去同一个常数后做两样本均数 t 检验，t 值不变

B. 统计上第二类错误是指无效假设不成立时，不拒绝无效假设所犯的错误

C. 单侧界值 $t_{2a, v}$ 等于双侧界值 $t_{\alpha, v}$

D. 两组计量资料做显著性检验时，如 $t<t_{0.05, v}$ 则说明两样本来自同一总体

E. 如果两总体均数相同，则两样本均数不一定相同

77. 某假设检验，检验水准为 α，经计算 $P > \alpha$，认为 H_0 成立，此时若推断有错，其错误的概率为

    A. α B. α C. β，$\beta = 1 - \alpha$

    D. β，β 未知   E. $1 - \beta$，β 未知

78. 某假设检验，检验水准 $\alpha = 0.05$，其意义是

    A. 不拒绝错误的无效假设，即犯第一类错误的概率是 0.05

    B. 当无效假设正确时，在 100 次抽样中允许有 5 次推断是错误的

    C. 统计推断上允许犯假阴性错误的概率为 0.05

    D. 将实际差异误判为抽样误差的概率是 0.05

    E. 实际上就是允许犯第二类错误的界限

79. 若检验效能 $1 - \beta = 0.90$，其含义是指

    A. 统计推断中有 90% 的把握认为两总体均数相等

    B. 按 $\alpha = 0.10$，有 90% 的把握认为两总体均数相等

    C. 两总体均数确实相等时，平均 100 次抽样中，有 90 次能得出两总体均数相等的结论

    D. 两总体均数确实不相等时，平均 100 次抽样中，有 90 次能得出两总体均数不等的结论

    E. 统计推断中有 90% 的把握认为两总体均数不相等

80. t 检验中，$P < 0.05$，意义为

    A. H_1 成立的可能性大于 0.05

    B. 两总体均数相同的可能性小于 0.05

    C. 如果两总体均数相同，出现这样大或更大的 $|t|$ 可能性小于 0.05

    D. H_0 成立的可能性小于 0.05

    E. H_1 成立的可能性大于 0.05

81. 在样本均数与总体均数差别的显著性检验中，结果为 $P < \alpha$ 而拒绝 H_0，接受 H_1，原因是

    A. H_0 假设成立的可能性小于 α

    B. H_1 假设成立的可能性大于 $1 - \alpha$

    C. H_0 成立的可能性小于 α 且 H_1 成立的可能性大于 $1 - \alpha$

    D. 从 H_0 成立的总体中抽样得到此样本的可能性小于 α

    E. 以上都不是

82. 甲地正常成年男子的红细胞数普查结果：均数为 480 万/mm^3，标准差为 41.0 万/mm^3，后者反映的是

    A. 个体变异   B. 抽样误差   C. 总体均数不同

    D. 抽样误差或总体均数不同   E. 随机误差

83. 接上一题。又从该地随机抽取 10 名 15 岁正常男孩,测得其红细胞数均数为 400 万/mm^3，标准差为 50 万/mm^3，则 400 万/mm^3 与 480 万/mm^3 不同，原因是

    A. 个体变异   B. 抽样误差   C. 总体均数不同

    D. 抽样误差或总体均数不同   E. 随机误差

84. 为调查我国城市女婴出生体重：北方 $n_1 = 5385$ 人，均数为 3.08kg，标准差为 0.53kg；南方 $n_2 = 4896$ 人，均数为 3.10kg，标准差为 0.34kg，经统计学检验，$P = 0.0034 < 0.01$，

这意味着

A. 南方和北方女婴出生体重无差别

B. 南方和北方女婴出生体重差别很大

C. 由于 P 值太小，南方和北方女婴出和体重差别无意义

D. 南方和北方女婴出生体重差别有统计学上的意义但无实际意义

E. 南方和北方女婴出生体重的差别是由偶然误差产生的，所以无实际意义

85. 调查了 32 名妊娠期吸烟妇女和 45 名妊娠期不吸烟妇女，在妊娠期间每日吸一包香烟的妇女生育的第一胎婴儿的平均出生体重比妊娠期间不吸烟的妇女所生育的第一胎婴儿的平均出生体重低 200g，经检验差别有统计学意义，该结果表明

A. 妊娠期间孕妇吸烟延缓胎儿生长

B. 这两组婴儿平均出生体重的差别不像是单纯由机遇造成的

C. 这两组婴儿平均出生体重的差别很可能是由于机遇造成

D. 两组观察对象人数不够多，因而不能做出结论

E. 妊娠期间孕妇吸烟不影响胎儿生长

86. 样本均数估计总体均数时，反映可靠性大小的指标是

A. σ B. S   C. R

D. CV   E. $S_{\bar{X}}$

87. 某地调查 20 岁男大学生 100 名，身高标准差为 4.09cm，体重标准差为 4.10kg，比较二者变异程度

A. 体重变异程度大   B. 身高变异程度大

C. 两者变异程度相同   D. 由于两者变异程度差别很小，不能确定何者更大

E. 由于单位不同，两者标准差不能直接比较

88. 某地测得男孩出生体重均数为 3.30kg，标准差为 0.44kg，18 岁男大学生体重均数为 56.10kg，标准差为 5.50kg，比较两者变异程度

A. 男大学生体重标准差大，变异程度也大

B. 男孩出生体重标准差小，变异程度大

C. 两者变异程度相等

D. 男大学生体重变异系数大，变异程度相对大一些

E. 男孩出生体重变异系数大，变异程度大一些

89. 某医科大学对某市健康大学生随机抽取 100 名测定血清总蛋白含量，平均值 73.8g/L，标准差 3.9g/L，则

A. 5%女大学生血清总蛋白含量低于 66.16g/L

B. 2.5%女大学生生血清总蛋白含量高于 81.44g/L

C. 5%女大学生生血清总蛋白含量低于 73.8g/L

D. 2.5%女大学生生血清总蛋白含量高于 74.05g/L

E. 2.5%女大学生生血清总蛋白含量高于 77.7g/L

90. 某地 1992 年抽样调查了 100 名 18 岁男大学生身高，均数为 170.02cm，标准差为 3.5cm，估计该地 18 岁男大学生身高在 173.7cm 以上者占男大学生的比例为

A. 5%   B. 2.5%   C. 0.5%

D. 1%   E. 15.8%

91. 成组设计的方差分析中，必然有

A. $SS_{组内} < SS_{组间}$ B. $MS_{组间} < MS_{组内}$ C. $MS_{总} = MS_{组间} + MS_{组内}$

D. $SS_{总} = SS_{组间} + SS_{组内}$ E. $MS_{组间} > 1$

92. 配伍组设计的两因素方差分析有

A. $SS_{总} = SS_{组间} + SS_{配伍} + SS_{误差}$ B. $SS_{总} = SS_{组间} + SS_{配伍}$ C. $SS_{总} = SS_{组间} + SS_{误差}$

D. $SS_{总} = SS_{组间} + SS_{组内}$ E. $SS_{总} = SS_{组间} - SS_{组内}$

93. 成组设计和配伍组设计方差分析中，总变异分别可分解为几部分

A. 2，3 B. 2，2 C. 3，3

D. 3，2 E. 2，4

94. 成组设计方差分析中，若处理因素无作用，理论上应有

A. $F=1$ B. $F=0$ C. $F<1$

D. $F>1$ E. $F<1.96$

95. 下面统计量计算结果中不可能出现负数的是

A. b B. u C. t

D. F E. α

96. 单因素方差分析的无效检验假设是

A. 各组样本均数相等 B. 各组总体均数相等 C. 至少有两组总体均数相等

D. 各组总体均数不等或不全等 E. 各组总体方差相等

97. 方差分析中，组内变异反映的是

A. 测量误差 B. 个体差异

C. 随机误差，包括个体差异及测量误差 D. 抽样误差

E. 系统误差

98. 单因素方差分析中，组间变异主要反映

A. 随机误差 B. 处理因素的作用 C. 抽样误差

D. 测量误差 E. 个体差异

99. 单因素方差分析中，不正确的计算公式是

A. $SS_{组内} = SS_{总} - SS_{组间}$ B. $v_{总} = v_{组间} + v_{组内}$ C. $MS_{组间} = SS_{组间}/v_{组内}$

D. $MS_{组内} = SS_{组内}/v_{组内}$ E. $F = MS_{组内}/MS_{组间}$

100. 单因素方差分析目的是检验

A. 多个样本方差的差别有无统计学意义 B. 多个总体方差的差别有无统计学意义

C. 多个样本均数是否相同 D. 多个总体均数是否相同

E. 以上都不对

101. 对多个样本均数进行比较，以下正确的是

A. 不能进行两两比较的 t 检验，因为计算量太大

B. 不能进行两两比较的 t 检验，因为犯第二类错误的概率会增大

C. 不能进行两两比较的 t 检验，因为犯第一类错误的概率会增大

D. 如果各样本均来自正态总体，则可以直接进行两两比较

E. 如果各样本均来自方差相同的正态总体，则可以直接进行两两比较

102. 关于方差分析以下错误的一项为

A. 单因素方差分析组内变异反映了随机误差

B. 配伍组变异反映了随机误差

C. 组间变异不包含研究因素的影响

D. 成组设计的两样本均数的比较是单因素方差分析的特殊情况

E. 配对设计的 t 检验是配伍组方差分析的特殊情况。

103. 在多个均数间两两比较的 q 检验中，以下错误的一项为

A. 数之差越大，所用的临界值越大

B. 两对比较组之间包含的组数越多，所用的临界值越大

C. 计算检验统计量 q 的分母相同

D. 均数之差小的对比组经检验有显著性，不一定均数之差大的对比组也有显著性

E. 如果有 5 个均数需要对比，则对比较组之间包含的最大组数为 3

104. 用三种方法治疗小儿血红蛋白偏低症 66 例，治疗后每名患者血红蛋白升高情况见下表，若要看三种方法有无区别，应进行

三种方法治疗小儿血红蛋白偏低症疗效结果

	A	B	C
	X_{11}	X_{21}	X_{31}
	X_{12}	…	X_{32}
X_{ij}	…	…	…
	…		
	X_{1j}	X_{2j}	X_{3j}

A. 列联表资料的 χ^2 检验   B. 两两比较的 t 检验

C. 两两比较的 q 检验   D. 单因素方差分析

E. 配伍组设计的方差分析

105. 上题的检验假设 H_0 为

A. $\overline{X}_A = \overline{X}_B = \overline{X}_C$ B. $\mu_A = \mu_B = \mu_C$ C. $SS_{组间} = SS_{组内} = SS_{误差}$

D. $MS_{组间} = MS_{组内} = MS_{误差}$ E. $\pi_A = \pi_B = \pi_C$

106. 上题中统计量 $\sum_i \sum_j \left(X_{ij} - \overline{X}_i \right)^2$ 表示

A. 组间变异   B. 组间均方   C. 组内变异

D. 组内均方   E. 总变异

107. 若检验水平为 α，则统计量应与临界值____比较

A. $F_{\alpha(2,63)}$ 比较   B. $F_{\alpha/2(2,63)}$ 比较   C. $F_{\alpha(2,61)}$ 比较

D. $F_{\alpha/2(2,61)}$ 比较   E. $F_{\alpha(2,61)}$ 比较

108. 若经检验 $P > \alpha$，则可认为

A. 三种治疗方法结果相同   B. 三种治疗方法的差别不大

C. 总的来看，三种治疗方法有区别   D. 三种治疗方法的差别没有统计意义

E. 以上都不对

109. 欲比较不同组患儿血红蛋白变化的区别，应进行

A. 列联表资料的检验   B. 完全随机设计的方差分析

C. 双因素方差分析   D. 多个均数两两比较的 q 检验

E. 以上全不对

(三) 简答题

1. 统计工作有哪几个基本步骤?
2. 何为总体与样本?
3. 平均数与标准差在统计上有什么用处?
4. 均数、几何均数、中位数的运用范围有何异同?
5. 中位数与百分位数在意义、计算和应用上有何区别与联系?
6. 标准差与变异系数在应用上有何异同?
7. 正态分布有什么特点,如何使用标准正态分布曲线下面积分布规律?
8. 标准误和标准差有何区别与联系?
9. t 分布与正态分布有何异同点?
10. 由样本推断正态总体均数有两个方面,它们有何区别与联系?
11. 什么样的资料适合进行 t 检验?
12. t 检验和方差分析有何不同?
13. 方差分析的基本原理,各种离均差平方和之间的关系如何?
14. 简述方差分析的基本步骤。

二、分类变量资料的统计分析

(一) 名词解释

1. 率 2. 构成比 3. 相对比 4. 率的标准误

(二) 选择题

1. 表示某现象发生的频率或强度用
   A. 构成比　　　　　　B. 观察单位　　　　　C. 相对比
   D. 率　　　　　　　　E. 百分比
2. 计算多个率的平均率时,应
   A. 按求中位数的方法求平均值　　　B. 以总的实际数值为依据求平均值
   C. 将各个率直接相加求平均值　　　D. 先标化,再计算
   E. 以上都不是
3. χ^2 检验中,自由度 ν 的计算为
   A. 行数×列数　　　　B. $n-1$　　　　　　C. 样本含量
   D. (行数-1)×(列数-1)　E. 以上都不是
4. 在应用相对数时以下哪一种说法是错误的
   A. 构成比和率都是相对数,因此其表示的实际意义是相同的
   B. 计算机对数时,分母的例数不应该太少,例数少时,计算结果的误差较大,此时使用绝对数较好
   C. 如果要将两个率合并,应将其分子部分和分母部分分别相加,然后再重新计算率
   D. 进行率的比例时,应保证资料的可比性。除对比因素外,其他影响因素应该相同。各组观察对象的内部结构也应该相同

　　E. 率也有抽样误差，需要进一步进行统计学分析
5. 相对数是表示
　　A. 计量资料相对大小的指标　　　　　　B. 表示平均水平的指标
　　C. 计数资料相对水平的指标　　　　　　D. 表示排列等级的指标
　　E. 表示事物关联程度的指标
6. 两个县结核病死亡率比较时，对两个总体率进行标准化可以
　　A. 消除两组总人数不同的影响　　　　　B. 消除各年龄组死亡率不同的影响
　　C. 消除两组人口年龄构成不同的影响　　D. 消除两组比较时的抽样误差
　　E. 没有必要进行标准化
7. 一个样本率与一个总体率比较时，下列哪种说法是对的
　　A. 可用 u 检验　　　　　　　　　　　B. 可用四格表卡方检验
　　C. 两者均可用　　　　　　　　　　　　D. 两者均不可用
　　E. 可用校正的四格表卡方检验
8. 为了比较两个地区男性肺癌的发病率，当需要用直接法进行率的标准化时，不需要下列哪一种条件
　　A. 两地的各年龄组人口数　　　　　　　B. 标准组年龄别人口数
　　C. 标准组年龄别构成比　　　　　　　　D. 标准组年龄别发病率和总发病率
　　E. 两地各年龄组肺癌的发病人数
9. 已知男性的钩虫感染率高于女性，现欲比较两个地区居民的钩虫感染率，但甲地人口女性较多，而乙地人口男性较多，应选择哪种方法进行比较
　　A. 两个率比较的 u 检验　　　　　　　B. 两个率比较的 χ^2 检验
　　C. 秩和检验　　　　　　　　　　　　　D. 对性别进行标准化后再进行比较
　　E. 不具备可比性，不能比较
10. 计算麻疹疫苗接种后血清检查的阳转率，分母为
　　A. 麻疹易感儿童数　　　　　　　　　　B. 麻疹患儿人数
　　C. 麻疹疫苗接种数　　　　　　　　　　D. 麻疹疫苗接种后阳转数
　　E. 以上均不对
11. 某日门诊各科疾病分类统计资料，可作为
　　A. 计算死亡率的基础　　　　　　　　　B. 计算发病率的基础
　　C. 计算构成比的基础　　　　　　　　　D. 计算病死率的基础
　　E. 计算死亡率、发病率、构成比、病死率的基础
12. 在比较不同地区发病率或死亡率时应注意使用
　　A. 年龄别发病率，年龄别死亡率　　　　B. 性别发病率，性别死亡率
　　C. 职业别发病率，职业别死亡率　　　　D. 民族别发病率，民族别死亡率
　　E. 标化发病率，标化死亡率
13. 说明两个有关联的同类指标之比为
　　A. 率　　　　　　B. 构成比　　　　　　C. 频率
　　D. 相对比　　　　E. 频数
14. 某种职业病检出率为
　　A. 实有患者数/受检人数×100%　　　　　B. 检出患者数/在册人数×100%

C. 实存患者数/在册人数×100%　　　　　　D. 检出患者数/受检人数×100%

E. 以上全不对

15. 样本含量分别为 n_1 和 n_2 的两样本率分别为 P_1 和 P_2，则其合并平均率 P_c 为

A. P_1+P_2　　　　B. $(P_1+P_2)/2$　　　　C. $\sqrt{P_1\times P_2}$

D. $\dfrac{n_1P_1+n_2P_2}{n_1+n_2}$　　　　E. $\dfrac{(n_1-1)P_1+(n_2-1)P_2}{n_1+n_2-2}$

16. 当样本含量足够大，样本率又不接近 0 或 1 时，以样本率推断总体率 95%可信区间的计算公式为

A. $P\pm2.58s_p$　　　　B. $P\pm1.96S$　　　　C. $P\pm1.96s_p$

D. $\pi\pm2.58\sigma_\pi$　　　　E. $X\pm1.96S_{\bar{x}}$

17. $R\times C$ 表的 χ^2 检验中，设 n_R、n_C 和 N 分别为行合计、列合计和总合计，则计算每个格子理论频数 T_{RC} 的公式为

A. $T_{RC}=\dfrac{n_R+n_C}{N}$　　　　B. $T_{RC}=\dfrac{n_R\times n_C}{N}$　　　　C. $T_{RC}=\dfrac{N\times n_R}{n_C}$

D. $T_{RC}=\dfrac{N\times n_C}{n_R}$　　　　E. $T_{RC}=\dfrac{n_R+n_C}{2}$

18. 行×列表 χ^2 检验的计算公式为

A. $x^2=\sum\dfrac{(A-T)^2}{T}$　　　　　　　　B. $x^2=n\left(\sum\dfrac{A^2}{n_Rn_c}-1\right)$

C. $x^2=\sum\dfrac{(|A-T|-0.5)^2}{T}$　　　　　　D. $x^2=\dfrac{(b-c)^2}{b+c}$ 或 $x^2=\dfrac{(|b-c|-1)^2}{b+c}$

E. $x^2=\dfrac{(ad-bc)^2 n}{(a+b)(c+d)(a+c)(b+d)}$ 或 $x^2=\dfrac{(|ad-bc|-n/2)^2 n}{(a+b)(c+d)(a+c)(b+d)}$

19. 四格表中 4 个格子基本数字是

A. 两个样本率的分子和分母　　　　　　　　B. 两个构成比的分子和分母

C. 两对实测阳性绝对数和阴性绝对数　　　　D. 两对实测数和理论数

E. 以上说法都不对

20. 4 个百分率做比较，有 1 个理论数小于 5，大于 1，其他都大于 5

A. 只能做校正 χ^2 检验　　　　　　　　B. 不能做 χ^2 检验

C. 做 χ^2 检验不必校正　　　　　　　　D. 必须先做合理的合并

E. 以上说法都不

21. 四格表若有一个实际数为 0

A. 就不能做 χ^2 检验　　　　　　　　　B. 就必须用校正 χ^2 检验

C. 还不能决定是否可做 χ^2 检验　　　　D. 一定可做 χ^2 检验

E. 以上说法都不对

22. 从甲、乙两文中，查到同类研究的两个率比较的四格表资料，其 χ^2 检验，甲文 $x^2 > x^2_{0.01(1)}$，乙文 $x^2 > x^2_{0.05(1)}$，可认为

A. 两文结果有矛盾　　　　　　　　　　　　B. 乙文结果更可信

C. 甲文结果更可信　　　　　　　　　　D. 甲文说明总体的差别较大

E. 以上说法都不对

23. 四格表资料的 χ^2 检验(两样本率的比较),错误的一项为

A. χ^2 值为各个格子的理论频数与实际频数之差的平方与理论频数之比的和

B. χ^2 值为两样本率比较的 u 检验中,检验统计量 u 的平方

C. 可能为单侧检验,也可能为双侧检验

D. χ^2 值越大越有理由认为理论频数与实际频数符合程度越好

E. 每个格子的理论数与实际数的差绝对值相等

24. 四格表 χ^2 检验的校正公式应用条件为

A. $n>40$ 且 $T>5$　　　　B. $n<40$ 且 $T>5$　　　　C. $n>40$ 且 $1<T<5$

D. $n>40$ 且 $T<1$　　　　E. 以上均不对

25. 甲乙两县的冠心病粗死亡率皆为 0.4%,经年龄构成标准化后,甲县的冠心病粗死亡率为 0.5%,乙县为 0.3%。我们可以得出结论认为

A. 甲县的人口较乙县年轻　　　　　　　　B. 甲县的人口较乙县年老

C. 两县的人口构成完全相同　　　　　　　D. 甲县冠心病的诊断较乙县准确

E. 以上都不对

26. 某医师用 A 药治疗 9 例患者,治愈 7 人;用 B 药治疗 10 例患者,治愈 1 人。比较两药疗效时,可选用的最适当方法是

A. χ^2 检验　　　　　　B. U 检验　　　　　　C. 校正 χ^2 检验

D. 直接计算概率法　　　E. t 检验

27. 某医院用新手术治疗 25 名患者术后并发症的发生率为 40%,而用老手术后的 20 名患者术后并发症的发生率为 60%(实验组与对照组患者有可比性)。其差别的意义是

A. 新手术与老手术在减少术后并发症方面相差如此之大,抽样误差无足轻重,不必考虑

B. 新手术与老手术在术后并发症方面,差别是有统计学意义的

C. 可能由于观察例数不足,新老手术在减少术后并发症方面的差别尚无统计学意义

D. 新手术与老手术比较,能减少术后并发症

E. 以上均不是

28. 某地调查 110 名男生,感染某疾病 30 人;120 名女性,感染人数 40 人,则正确的一项为

A. 该地疾病感染率的点估计是 0.303

B. 点估计的抽样误差是 0.0103

C. 男女感染率之间经 u 检验,算出统计量为 0.989

D. 感染率的区间估计(0.2534,0.352)

E. 以上全不对

29. 某医生比较甲、乙两疗法对某病的效果,结果如下表,应选择的描述指标是

甲、乙两疗法效果比较

疗法	治疗人数	痊愈人数
甲	33	26
乙	38	36
合计	71	62

A. 率　　　　　　B. 构成比　　　　C. 等级指标

D. 相对比　　　　E. 定量指标

30. 第 29 题应选择的假设检验方法是

A. F 检验　　　　B. 配对 χ^2 检验　　C. t 检验

D. 四格表 χ^2 检验　　E. 行 × 列表 χ^2 检验

31. 用两种方法检查已确认的乳腺癌患者 120 名，甲法检出 72 名，乙法检出 60 名，甲乙两法一致的检出数为 42 名，欲进行两种方法检出结果有无区别的比较，应进行

A. 成组设计的两样本均数比较的 t 检验　　B. 配对设计的 t 检验

C. 四格表资料两样本率比较的 χ^2 检验　　D. 配对设计的四格表资料的 χ^2 检验

E. 成组设计的两样本均数比较的 u 检验

32. 第 31 题的检验假设应为

A. $\mu_1 = \mu_2$　　　　B. $\mu_d = 0$　　　　C. $\pi_1 = \pi_2$

D. B=C　　　　E. $p_1 = p_2$

33. 第 31 题经检验 $P<0.01$，可以认为

A. 两种方法的差别非常显著　　B. 两种方法没有区别

C. 两种方法的差别有统计学意义　　D. 两种方法的差别没有统计学意义

E. 还不能做出判断

34. 第 31 题欲研究两种方法检出结果是否有关系，应计算

A. 成组设计的两样本均数比较的 t 统计量　　B. 配对设计的 t 统计量

C. 四格表资料两样本率比较的 χ^2 统计量　　D. F 统计量

E. 两样本率比较的 u 统计量

35. 用三种方法治疗某种疾病，观察疗效结果如下表，欲比较不同方法的疗效有无区别，应进行

三种方法治疗某种疾病疗效结果

治疗方法	观察例数	有效例数
1	n_1	X_1
2	n_2	X_2
3	n_3	X_3
合计	n	X

A. 单因素方差分析　　B. 双因素方差分析　　C. 多个样本率之间的比较

D. 多样本构成比之间的比较　　E. 四格表 χ^2 检验

36. 上题检验假设应为

A. $\bar{x}_1 = \bar{x}_2 = \bar{x}_3$　　B. $\mu_1 = \mu_2 = \mu_3$　　C. $p_1 = p_2 = p_3$

D. $\pi_1 = \pi_2 = \pi_3$　　E. 以上全不对

37. 第 35 题应计算的统计量为

A. u 统计量　　B. t 统计量　　C. F 统计量

D. χ^2 统计量　　E. 以上全不对

38. 第 35 题若经检验 $P<0.05$，可认为

A. 还不能认为三种方法的疗效有区别　　　B. 三种方法疗效的区别很显著

C. 每两种方法的疗效都无区别　　　D. 三种方法疗效不同或不全相同

E. 以上全不对

39. 某市两年的痢疾菌型分布如下表，欲分析两年的痢疾菌型分布是否相同，应进行

某市两年的痢疾菌型分布

年度	株数	A群Ⅰ型	A群Ⅱ型	B群	C群	D群
1975	2083	82	56	1766	11	168
1977	946	97	19	734	10	86

A. 单因素方差分析　　　B. 双因素方差分析　　　C. 行×列表的 χ^2 检验

D. 秩和检验　　　E. 以上全不对

40. 上题计算出的统计量的值

A. 40.89　　　B. 52.66　　　C. 37.56

D. 29.46　　　E. 35.47

41. 某厂职工冠心病与眼底动脉硬化普查结果如下表，欲研究是否眼底动脉硬化级别高的人患冠心病的可能性增大，应进行

某厂职工冠心病与眼底动脉硬化普查结果

眼底动脉硬化级别	冠心病诊断结果			合计
	正常	可疑	冠心病	
0	340	11	6	357
Ⅰ	73	13	6	92
Ⅱ	97	18	18	133
Ⅲ	3	2	1	6
合计	513	44	31	588

A. 双因素方差分析　　　B. 相关分析　　　C. 列联表的 χ^2 检验

D. 秩和检验　　　E. 以上全不对

42. 今有某医院各科患者与死亡资料见下表，各科患者构成比为

某医院各科患者数与病死数

科别	患者数	病死数
外科	1500	180
内科	500	20
传染科	400	24
合计	2400	224

A. 各科患者数/患者总数×100%　　　B. 各科病死数/病死总数×100%

C. 各科病死数/各科患者数×100%　　　D. 各科病死数/总人口数×100%

E. 病死数合计/患者数合计×100%

43. 第 42 题各科病死率为

A. 各科患者数/患者总数×100%　　　B. 各科病死数/病死总数×100%

C. 各科病死数/各科患者数×100%   D. 各科病死数/总人口数×100%

E. 病死数合计/患者数合计×100%

44. 第 42 题总的病死率为

     A. 各科患者数/患者总数×100%   B. 各科病死数/病死总数×100%

     C. 各科病死数/各科患者数×100%   D. 各科病死数/总人口数×100%

     E. 病死数合计/患者数合计×100%

45. 某地区男、女学生沙眼患病率(%)如下表，拟比较男、女患病的实际水平，可以求

某地区男、女学生沙眼患病率(%)

学生	男			女		
	人数	患病数	患病率(%)	人数	患病数	患病率(%)
大学生	70	21	30	30	9	30
小学生	30	3	10	70	7	10
合计	100	24	24	100	16	16

     A. 男、女学生总数   B. 男、女患病数

     C. 大、小学生男、女患病率   D. 标化以后比较

     E. 男、女合计患病率

46. 第 45 题拟比较男、女患病率有无不同应选

     A. 男、女学生总数   B. 男、女患病数

     C. 大、小学生男、女患病率   D. 标化以后比较

     E. 男、女合计患病率

47. 第 45 题若大或小学生男、女患病率水平比较应选

     A. 男、女学生总数   B. 男、女患病数   C. 大、小学生男、女患病率

     D. 标化以后比较   E. 男、女合计患病率

48. 某医师对一批计数资料实验数据进行假设检验，若进行 u 检验时，u=2.38，则

     A. $P<0.05$ B. $P=0.05$ C. $P>0.05$

     D. $P<0.01$ E. $P=0.01$

49. 某医师对一批计数资料实验数据进行假设检验，若进行四格表 χ^2 检验时，χ^2=3.96，则

     A. $P<0.05$ B. $P=0.05$ C. $P>0.05$

     D. $P<0.01$ E. $P=0.01$

50. 某医师对一批计数资料实验数据进行假设检验，进行配对 χ^2 检验时，χ^2=2.42，则

     A. $P<0.05$ B. $P=0.05$ C. $P>0.05$

     D. $P<0.01$ E. $P=0.01$

(三) 简答题

     1. 试述应用相对数时的注意事项。

     2. 率的标准化法的意义与基本思想。

     3. 总体率(构成比)的区间估计要求资料满足哪些条件？

     4. 卡方检验用于解决哪些问题？对资料的设计类型和应用条件有何不同要求？

     5. 两个样本率的 u 检验和卡方检验的应用条件有何异同？

     6. 试述行 × 列表资料卡方检验的注意事项。

三、直线相关与回归分析

(一) 名词解释

   1. 直线相关　2. 直线回归　3. 相关系数　4. 回归系数

(二) 选择题

1. 两组资料中，回归系数 b 较大的一组
   A. r 也较大　　　　　　　　B. r 较小　　　　　　　　C. 两变量关系密切
   D. r 可能大也可能小　　　　E. a 也较大

2. 某调查者通过测量计算得三酰甘油酯水平与动脉硬化程度之间的相关系数为+1.67 你的结论
   A. 三酰甘油水平是动脉硬化的良好预测指标
   B. 高水平的三酰甘油引起动脉硬化
   C. 动脉硬化症引起高水平三酰甘油
   D. 该调查者测量或计算的结果是错误的
   E. 以上都不对

3. 下列关于直线回归方程的说法，哪项是正确的
   A. $\hat{y} = a + bx$ 表示 x 取定后，变量 y 的均数的点值估计
   B. $\hat{y} = a + bx$ 表示 x 取定后，变量 y 的均数的区间估计
   C. b 是 ρ 的区间估计
   D. b 是 β 的区间估计
   E. b 是 β 的样本均数

4. 计算两变量 x、y 之间的相关系数如果近似等于 0，则下列说法错误的一项为
   A. x 变化时 y 基本不变，或 y 变化时，x 基本不变
   B. 如果充分增加样本量有可能否定 H_0: $\rho=0$
   C. x 与 y 可能有某种非直线的函数关系
   D. x 与 y 之间的关系不能用直线方程近似表达
   E. 如果建立回归方程，回归系数 b 近似等于 0

5. 回归方程 $\hat{y} = a + bx$ 中，b 的统计意义为
   A. b 是直线在 y 轴上的截距
   B. 如果 x 改变一个单位，y 一定改变 b 个单位
   C. 如果 x 改变一个单位，y 最大可能改变 b 个单位
   D. 如果 x 改变一个单位，y 平均改变 b 个单位
   E. 以上全不对

6. 如果相关系数 $|r|$ 近似等于 1，以下正确的一项是
   A. 回归系数 b 近似等于 1　　　　　　　　B. 回归直线与横轴近似成 45°
   C. 有很大的把握否定 β 小于 0　　　　　　D. 有很大把握否定 $\beta=0$

7. 关于相关与回归，哪项是错误的
  A. 样本回归系数 $b<0$，且有显著意义，可认为两变量呈负相关
  B. 同一样本的 b 和 r 的假设检验结果相同
  C. 建立一个回归方程，且 b 有显著意义，则有一定把握认为 x 和 y 间存在直线回归关系
  D. 相关系数的假设检验 P 值越小，则说明两变量 x 与 y 的关系越密切
  E. $s_{y \cdot x}$ 为各观察值距回归直线的标准差，若变量 x 与 y 相关系数 $r=1$，则必定 $s_{y \cdot x}=0$

8. 关于相关与回归，哪项是正确的
  A. 回归系数越大，两变量关系越密切
  B. $r=0.8$ 就可以认为两变量相关非常密切
  C. 相关系数的假设检验 P 值越小，则说明两变量 x 与 y 间的关系越密切
  D. 当相关系数为 0.78，而 $P>0.05$ 时，表示两变量 x 与 y 间的关系密切
  E. 样本回归系数 $b<0$，且有显著意义，可认为两变量呈负相关

9. 在直线相关与回归分析中，相关系数与回归系数的关系有
  A. $r=0$ 时，$b=0$；$r>0$ 时，$b>0$；$r<0$ 时，$b<0$
  B. $r=0$ 时，$b=0$；$r>0$ 时，$b<0$；$r<0$ 时，$b>0$
  C. $r=0$ 时，$b=0$；$r>0$ 时，$b>0$；$r<0$ 时，$b>0$
  D. $r=0$ 时，$b=0$ 时；$r>0$ 时，$b<0$；$r<0$ 时，$b<0$
  E. 以上均不对

10. 若 $r_1>r_{0.01(v1)}$，$r_2>r_{0.05(v2)}$，则可认为
  A. 第一组资料中两变量相关较密切
  B. 第二组资料中两变量相关较密切
  C. 两组资料中两变量相关密切程度相当
  D. 至少可以说两组资料中两变量相关密切程度不一样
  E. 不能确定

11. 双变量$(X，Y)$中 X 同时增加一个相同的数后，则
  A. 仅 r 改变　　　　B. 仅 b 改变　　　　C. r，b 均不变
  D. r，b 均变　　　　E. 不可预测

12. 直线回归分析，常见
  A. 自变量 X 呈正态分布　　　　B. 应变量 Y 呈正态分布
  C. X 呈正态分布，Y 呈任意分布　　　　D. Y 呈正态分布，X 呈任意分布
  E. 双变量呈非正态分布

13. 直线回归的主要用途如下，除了
  A. 双变量依存的数量关系　　　　B. 易测值推测不易得值
  C. 现实变量预测将来变量　　　　D. 进行统计控制
  E. 双变量的相互关系

14. 相关系数是表示
  A. 依存关系的指标　　　　B. 相关方向的指标
  C. 密切程度的指标　　　　D. 制约关系的指标
  E. 方向与程度的指标

15. $\hat{Y}=7+2X$ 是 1~7 儿童以年龄(岁)估计体重(kg)的回归方程，若体重以市斤为单位，则此方程

    A. 截距改变   B. 仅回归系数改变   C. 两者都改变

    D. 两者都不改变   E. 以上均不对

16. 某医院对 10 名健康人在空腹 9 小时和 12 小时进行了血糖浓度测定，若要检验空腹时间长短和血糖浓度有无关系应选用

    A. t 检验或非参数 T 检验   B. 方差分析   C. χ^2 检验

    D. u 检验   E. 直线相关与回归

17. 上题若要检验空腹 9 小时血糖浓度和 12 小时血糖浓度有无关系应选用

    A. t 检验或非参数 T 检验   B. 方差分析   C. χ^2 检验

    D. u 检验   E. 直线相关与回归

(三) 简答题

1. 试述直线回归方程的应用条件。
2. 应用直线回归方程时应注意什么？
3. 请问直线相关与直线回归的区别和联系主要有哪些？

四、非参数秩和检验

(一) 名词解释

1. 参数检验 2. 非参数检验 3. 秩和检验

(二) 选择题

1. 以下检验方法除____外，其余均属于非参数法

    A. t 检验   B. T 检验   C. H 检验

    D. χ^2 检验   E. Wilcoxon 配对法

2. 以下对非参数检验的描述哪一项是错误的

    A. 非参数检验方法不依赖于总体的分布类型

    B. 应用非参数检验时不考虑被研究对象的分布类型

    C. 非参数的检验效能低于参数检验

    D. 一般情况下非参数检验犯第二类错误的概率小于参数检验

    E. 非参数检验方法用于分布间的比较

3. 符合 t 检验条件的数值变量资料如果采用秩和检验，则

    A. 第一类错误增大   B. 第二类错误增大   C. 第一类错误减小

    D. 第二类错误减小   E. 两类误差同时减小

4. 等级资料的比较宜用

    A. t 检验   B. 回归分析   C. F 检验

    D. 四格表 χ^2 检验   E. H 检验

5. 在进行成组设计两样本秩和检验时，以下检验假设，是正确的

    A. H_0：两样本对应的总体均数相同   B. H_0：两样本均数相同

C. H_0：两样本对应的总体分布相同　　　　　　D. H_0：两样本的中位数相同

E. 以上都不正确

6. 在进行 Wilcoxon 配对法秩和检验时，以下检验假设是正确的

A. H_0：两样本对应的总体均数相同　　　　　B. H_0：两样本均数相同

C. H_0：两样本对应的总体分布相同　　　　　D. H_0：两样本对应总体的中位数相同

E. H_0：差值总体的中位数为 0

7. 两个小样本比较的假设检验，应首先考虑

A. 用 t 检验　　　　　B. 秩和检验　　　　　C. χ^2 检验

D. 以上方法均可　　　　E. 资料符合哪种检验的条件

8. 多样本比较，当分布类型不清时选择

A. t 检验　　　　　　　B. χ^2 检验　　　　　　C. u 检验

D. H 检验　　　　　　　E. F 检验

(三) 简答题

1. 请问参数检验和非参数检验的区别和各自的优缺点如何？

2. 试述非参数检验的适用条件。

3. 对于同一资料，基于相同的目的进行分析，参数检验和非参数检验的结果若不一致，应如何做出结论？

4. 请问秩和检验的步骤如何？

5. 两样本比较的秩和检验，零假设能否用 $\mu_1 = \mu_2$ 表示，为什么？

五、统 计 图 表

(一) 名词解释

1. 统计表　2. 统计图

(二) 选择题

1. 关于统计表的列表原则，哪项是错误的

A. 标题在表的上端，简要说明表的内容

B. 横标目是研究对象，列在表的右侧；纵标目是分析指标，列在表的左侧

C. 线条主要有顶线，底线及纵标目下面的横线，不宜有斜线和竖线

D. 数字右对齐，同一指标小数位数一致，表内不宜有空格

E. 备注用"*"标出，写在表的下面

2. 比较 1955 年某地三种传染病白喉、乙脑、痢疾的病死率，选择的统计图是

A. 线图　　　　　　　B. 半对数线图　　　　　　C. 直方图

D. 条图　　　　　　　E. 百分条图

3. 下列哪种统计图纵坐标必须从 0 开始

A. 半对数线图　　　　B. 散点图　　　　　　　　C. 条图

D. 线图　　　　　　　E. 百分条图

4. 比较 1949~1957 年某市儿童结核病和白喉的死亡率(1/10 万)变化速度(两种疾病死亡率数量相差很大)，宜采用
    A. 条图   B. 直方图   C. 线图
    D. 半对数线图   E. 散点图

5. 关于半对数线图，哪项是错误的
    A. 纵轴为对数尺度，横轴为算术尺度
    B. 纵坐标没有零点
    C. 通过绝对差值而不是相对比来反映事物发展速度
    D. 纵坐标各单元等距，但同一单元内不等距
    E. 当事物数量相差悬殊时，比普通线图更适宜比较事物的发展速度

6. 下列哪些统计图适用于计数资料
    A. 条图、直方图   B. 线图、半对数线图   C. 条图、百分条图
    D. 散点图、线图   E. 百分条图、直方图

7. 要反映某一城市连续五年甲肝发病率的变化情况，应选用
    A. 条图   B. 直方图   C. 线图
    D. 散点图   E. 百分条图

8. 下列关于半对数线图的说法，哪一项是正确的
    A. 以对数的 1/2 值做纵横轴尺度
    B. 必须以纵轴为算数尺度，横轴为算术尺度
    C. 必须以横轴为对数尺度，纵轴为算术尺度
    D. 纵横轴之一为对数尺度，另一为算术尺度
    E. 纵横都必须为对数尺度

9. 分析胎儿娩出时的不同体重(g)和围生儿死亡率的关系，宜绘制
    A. 散点图   B. 条图   C. 线图
    D. 半对数线图   E. 直方图

10. 下列哪项不是统计表的必要项目
    A. 标题   B. 标目   C. 线条
    D. 备注与说明   E. 数字

11. 疾病程度与疗效关系见下表，此表为

某种疾病程度与疗效统计结果

程度	痊愈	显效	好转	合计
重度	26	10	7	43
中度	18	10	10	39
轻度	17	46	6	81
合计	61	66	23	163

    A. 单一表   B. 综合表   C. 一览表
    D. 简单表   E. 复合表

12. 某年某地 2 岁儿童急性传染病构成如下表，根据此表绘制的统计图是

某年某地 2 岁儿童急性传染病构成

病种	病例数	构成比(%)
猩红热	2920	36.5
百日咳	1450	18.1
白喉	530	6.5
伤寒	470	5.9
合计	8010	100.0

A. 线图   B. 构成图   C. 直方图

D. 直条图   E. 半对数线图

13. 某地某传染病情况如下，根据此表应绘制

某地某传染病年份与病死率(%)

年份	病死率(%)	年份	病死率(%)
1978	6.5	1981	4.0
1979	5.8	1982	3.1
1980	4.7		

A. 线图   B. 构成图   C. 直方图

D. 直条图   E. 半对数线图

14. 直方图可用于描述

 A. 某现象的内部构成 B. 某现象的变动趋势 C. 某现象的频数分布

 D. 某现象的发展速度 E. 以上均不对

15. 应用统计图必须根据资料的性质和分析目的，正确选择适宜的图形，下列说法正确的是

 A. 连续性分组资料宜选用直条图

 B. 比较两种以上事物变化趋势宜选用线图

 C. 无连续性关系的相互独立的分组资料宜选用直方图

 D. 描述某现象的内部构成用直条图

 E. 以上都不对

(三) 简答题

 1. 试述统计表的基本结构。

 2. 编制统计表的原则和要求是什么？

 3. 请问绘制统计图的基本要求有哪些？

 4. 说明常用统计图的绘制要点和适用条件。

 5. 简述统计图表在陈述资料方面所起的作用。

六、医学科研设计

(一) 名词解释

 1. 均衡原则 2. 实验设计 3. 完全随机设计 4. 配对设计 5. 配伍组设计 6. 盲法设计 7. 调查设计 8. 抽样调查

(二) 选择题

1. 一种疫苗双盲试验是指

    A. 观察者和受试者都不知道谁接种疫苗，谁接种安慰剂

    B. 试验组和对照组都不知道谁是观察者

    C. 观察者和受试者都知道谁接种疫苗，谁接种安慰剂

    D. 观察者和受试者均研究分组情况，而课题设计者不知道分组情况。

    E. 以上都是

2. 临床试验中，采用随机分组法，目的是为了

    A. 可以控制实验误差

    B. 使试验结论更有真实性

    C. 是控制统计学误差的一种手段

    D. 平衡非试验因素在试验组和对照组的影响

    E. 平衡试验因素对试验组和对照组的影响

3. 试验效应指标选择的要求不包括

    A. 关联性　　　　　　　B. 灵敏性　　　　　　　C. 特异性

    D. 可靠性　　　　　　　E. 精确性

4. 观察大蒜素预防胃癌效果，对照组不服用大蒜素，试验组服用大蒜素，此对照属于

    A. 实验对照　　　　　　B. 交叉对照　　　　　　C. 空白对照

    D. 历史对照　　　　　　E. 标准对照

5. 实验设计的原则不包括

    A. 对照　　　　　　　　B. 随机化　　　　　　　C. 因素可控性

    D. 重复　　　　　　　　E. 盲法

6. 抽样研究时以何种方法误差最小

    A. 单纯随机抽样　　　　B. 机械或间隔抽样　　　C. 分层抽样

    D. 整群抽样　　　　　　E. 多级抽样

7. 调查研究的特征不包括

    A. 可以采取走访问卷形式　　　　　　　B. 可以从现场取得第一手资料

    C. 可以用于病因学研究　　　　　　　　D. 调查对象给予了严格的人工控制

    E. 可用于临床远期疗效的观察

8. 实验性研究的优点是

    A. 投资少　　　　　　　B. 时间短　　　　　　　C. 操作简单

    D. 数据可靠　　　　　　E. 完全可以控制

9. 从《吸烟与肺癌的关系》这一题目中，该课题属于哪一种课题

    A. 调查性研究课题　　　B. 描述性研究课题　　　C. 实验性研究课题

    D. 整理资料性研究课题　E. 总结性研究课题

10. 以下哪项不是设置对照的目的

    A. 增加实验效应　　　　B. 鉴别实验效应的大小　C. 控制或消除非实验因素的影响

    D. 减少或消除实验误差　E. 鉴别毒副作用

11. 32 名妇女分别用两种测量肺活量的仪器测最大呼气率(L/min)，比较两种方法检测结果

有无差别，可采用

    A. 完全随机设计   B. 同源配对设计   C. 异源配对设计

    D. 随机区组设计   E. 两因素交叉设计

12. 调查设计与实验设计的根本区别是

    A. 实验设计以动物为研究对象   B. 调查设计以人为研究对象

    C. 实验设计可随机分组   D. 调查设计可随机抽样

    E. 实验设计可人为施加处理因素

13. 实验研究中随机化分组的目的是

    A. 减少抽样误差   B. 提高实验准确度

    C. 保持各组非处理因素均衡一致   D. 减少系统误差

    E. 减少实验例数

14. 下列哪种做法服从随机化原则

    A. 为防止意外，将病情较轻的患者安排在对照组

    B. 用抽签方式将患者分成两组

    C. 按入院时间分单双号将患者分成两组

    D. 按门诊病患者和住院患者分成两组

    E. 有复杂并发症者的放入实验组

15. 对照组与实验组操作相同，但不给予处理因素，这种对照称之为

    A. 实验对照   B. 空白对照   C. 安慰剂对照

    D. 标准对照   E. 自身对照

16. 实验设计的三个基本要素是

    A. 受试对象、处理因素、实验效应   B. 受试对象选择、随机化分组、设置对照

    C. 指标的客观性、灵敏度和特异度   D. 随机、对照、重复

    E. 随机、配对、盲法

17. 关于实验指标的精度与准确度，正确的说法是

    A. 精确度主要受随机误差的影响   B. 准确度主要受随机误差的影响

    C. 精确度包含准确度   D. 准确度随样本含量的增加而增加

    E. 精密度较准确度更重要

18. 某医师研究丹参预防冠心病的作用，实验组用丹参，对照组用无药理作用的糖丸，这属于

    A. 实验对照   B. 空白对照   C. 标准对照

    D. 安慰剂对照   E. 历史对照

(三) 简答题

    1. 实验研究和调查设计各有哪些特点？

    2. 常见的对照类型有哪些？各适用于什么条件？

    3. 什么是实验效应？实验效应指标的要求有哪些？

    4. 完全随机设计、配对设计及配伍组设计各自的优缺点？所需的最佳统计学方法是什么？

    5. 常用的抽样方法有哪些，各有哪些优缺点和适用条件？

(郭怀兰 章顺悦 郑 弘)

第三篇　流行病学习题

(一) 名词解释

1. 感染率　2. 续发率　3. 累积死亡率　4. 生存率　5. 潜在减寿年数　6. 伤残调整寿命年　7. 描述性研究　8. 现况调查　9. 普查　10. 抽样调查　11. 系统抽样　12. 分层抽样　13. 偏倚　14. 问卷　15. 病例对照研究　16. 暴露　17. 比值比　18. 匹配　19. 暴露　20. 队列研究　21. 累计发病率　22. 发病密度　23. 相对危险度　24. 归因危险度 25. 归因危险度百分比　26. 人群归因危险度　27. 人群归因危险度百分比　28. 随机对照试验　29. 依从性　30. 双盲　31. 干扰　32. 沾染　33. 诊断试验　34. 真实性　35. ROC 曲线　36. 可靠性 37. 符合率　38. Kappa 值　39. 灵敏度　40. 特异度　41. 漏诊率　42. 误诊率　43. 正确指数　44. 阳性预测值　45. 阴性预测值　46. 阳性似然比 47. 阴性似然比　48. 金标准　49. 并联试验　50. 串联试验

(二) 选择题

1. 采取针对某慢性病病因的控制措施后，应采用什么指标评价防制措施的效果
    A. 死亡率　　B. 发病率　　C. 患病率　　　D. 病死率　　　E. 罹患率
2. 能够描述疾病流行情况的指标是
    A. 发病率　　B. 死亡率　　C. 病死率　　　D. 标准死亡率　　E. 标准死亡比
3. 年末，某区疾病预防控制中心通过对该区全年"传染病报告卡"整理分析，可计算出各种传染病的
    A. 患病率　　B. 实际发病率 C. 报告发病率　D. 罹患率　　　E. 续发率
4. 以人年为分母计算的率为
    A. 发病率　　B. 发病密度　　C. 病死率　　　D. 现患率　　　E. 死亡率
5. 同期暴露人口数可作为计算分母的是
    A. 某病发病率、死亡率　　B. 某病的死亡率、患病率 C. 某病发病率、罹患率
    D. 某病病死率、感染率　　E. 某病出生率、生存率
6. 下列哪个指标是用于描述食物中毒、职业中毒的发病频率
    A. 病死率　　B. 现患率　　C. 超额死亡率　D. 累积死亡率　　E. 罹患率
7. 罹患率可以表示为
    A. (观察期内的病例数÷同期平均人口数)×100%
    B. (观察期内的新病例数÷同期暴露人口数)×100%
    C. (1 年内的新病例数÷同年暴露人口数)×100%
    D. (观察期内的新病例数÷同期平均人口数)×100%
    E. (观察期内的新旧病例数÷同期暴露人口数)×100%
8. 对某地 50 万人进行糖尿病普查，共查出糖尿病患者 75 例，可以得出
    A. 某地糖尿病发病率为 15/10 万　　　　　　B. 某地糖尿病患病率为 15/10 万

C. 某地糖尿病罹患率为 15/10 万　　　　　　　　D. 某地糖尿病续发率为 15/10 万

E. 某地糖尿病累及发病率为 15/10 万

9. 某调查组于 2008 年 12 月采用整群随机抽样的方法对某服务行业人群肺结核感染情况进行调查，在统计分析时应选哪个指标

A. 发病率　　　B. 患病率　　　C. 罹患率　　　D. 引入率　　　E. 续发率

10. 下列哪种说法是正确的

A. 发病率和患病率是一样的

B. 现患率和患病率是不一样的

C. 患病率指一定时期内特定人群中发生某病的新病例的频率

D. 发病率指某特定时期内人口中新旧病例所占的比例

E. 发病率的分母中不包括具有免疫力和现患病而不会发病的人

11. 流行病学最常用的指标是

A. 发病率、感染率、死亡率　B. 发病率、续发率、出生率　C. 发病率、患病率、死亡率

D. 发病率、病死率、死亡率　E. 发病率、病死率、续发率

12. 描述疾病流行期与非流行期间的频率指标分别为

A. 感染率、发病率　　　　　B. 发病率、感染率　　　　　C. 发病率、患病率

D. 感染率、患病率　　　　　E. 罹患率、发病率

13. 满足患病率=发病率×病程的条件是

A. 在相当长的时间内，发病率相当稳定　B. 在相当长的时间内，病程相当稳定

C. 在相当长的时间内，患病率相当稳定　D. 在相当长的时间内，当地人口相当稳定

E. 在相当长的时间内，发病率和病程都相当稳定

14. 一种治疗方法可延长生命，但不能治愈该病，则发生下列情况

A. 该病患病率将减少　　　B. 该病发病率将增加　　　C. 该病患病率将增加

D. 该病发病率将降低　　　E. 该病发病率和患病率均降低

15. 为计算本地区人群某年某病的死亡率，对分母的平均人口数的算法，应用下列哪种方法

A. 年初的人口数　B. 年末的人口数　C. 上年年初人口数加本年年终的人口数之和除以 2

D. 调查时的人口数　　　　　　　　　　E. 以上都不是

16. 下列哪一种指标常用来说明疾病对人的生命威胁程度

A. 发病率　　　B. 死亡率　　　C. 患病率　　　D. 罹患率　　　E. 病死率

17. 同期患病人数可作为计算哪种率的分母

A. 某病死亡率　B. 某病感染率　　C. 某病罹患率　　D. 某病病死率　　E. 某病患病率

18. 评价急性肝炎临床抢救效果时使用最恰当的指标应是

A. 死亡率　　　B. 发病率　　　　C. 患病率　　　D. 病死率　　　E. 罹患率

19. 预防接种的流行病学评价指标是

A. 患病率　　　B. 死亡率　　　C. 病死率　　　D. 保护率　　　E. 发病率

20. 某社区年均人口为 9 万，年内共死亡 150 人，其中 60 岁以上死亡 100 人，在全部死亡者中，因肿瘤死亡的人数为 50 人，该社区肿瘤死亡率为

A. 5.56/万　　　B. 16.67/万　　　C. 3.33/万　　　D. 11.11/万　　　E. 33.33%

21. 某地有 20 万人口，1980 年全死因死亡 2000 例，同年有结核病患者 600 人，其中男性 400 人，女性 200 人；该年有 120 人死于结核病，其中 100 例为男性，该地 1980 年结

核病的病死率为

    A. 6%   B. 2%   C. 20%   D. 17%   E. 所给资料不能计算

22. 某体检中心对 1000 名男性同性恋者进行了 HIV 检测，发现阳性者 30 人，该调查最合适的描述指标为

    A. 发病率   B. 患病率   C. 罹患率   D. 感染率   E. 生存率

23. 反映某病危害人群生命健康严重程度的指标有

    A. 某病病死率、死亡率   B. 某病患病率、发病率   C. 某病病死率、发病率

    D. 某病死亡率、患病率   E. 以上都不是

24. 对某人群某病进行现况研究，发现男性符合该病诊断标准的为 60/10 万，而同年龄组女性为 80/10 万。则得出该年龄组女性发生该病的危险性大的推论是

    A. 正确的，因为男女组年龄相同   B. 不正确，因为未区分发病率和患病率

    C. 不正确，因为未在性别之间做率的比较   D. 不正确，因为未设立对照

    E. 不正确，因为未随机分组

25. 用潜在减寿年数来评价某病对某人群健康影响的程度，能消除

    A. 地区构成不同对预期寿命损失的影响

    B. 性别构成不同对预期寿命损失的影响

    C. 年龄构成不同对预期寿命损失的影响

    D. 疾病构成不同对预期寿命损失的影响

    E. 以上均不正确

26. 流行病学的描述性研究不包括

    A. 普查   B. 疾病监测   C. 队列研究   D. 横断面调查   E. 生态学研究

27. 下列哪一项不属于描述性研究的主要目的

    A. 了解疾病和健康状况的三间分布   B. 提供病因线索   C. 便于分层分析

    D. 确定防治对象和范围   E. 为卫生决策提供依据

28. 下列哪项是正确的

    A. 描述性研究总是设立对照组

    B. 生态学研究以个体为单位收集和分析资料

    C. 描述性研究最大的优点是直接验证病因假设

    D. 现患研究可描述疾病的分布特点，其结果可提供某病的病因线索

    E. 抽样调查通常要求进行随机分组

29. 下列哪项是错误的

    A. 生态学研究的类型包括比较研究和趋势研究

    B. 生态学研究可用于评价干预试验的效果

    C. 描述性研究可直接验证病因假设

    D. 个例调查又称病例调查

    E. 描述性研究属观察法

30. 临床医师进行社区诊断时最常使用的流行病学调查方法是

    A. 个案调查   B. 典型调查   C. 现况研究   D. 生态学研究   E. 暴发调查

31. 现况调查主要分析的指标是

    A. 发病率   B. 死亡率   C. 罹患率   D. 病死率   E. 患病率

32. 对某大城市 20~25 岁妇女进行的一项现患研究发现：在服用口服避孕药者中，宫颈癌年发病率为 5/10 万，而未服用者为 2/10 万。经过统计学分析，差异有统计学意义，研究者认为：服用口服避孕药是引起子宫颈癌的危险因素。此结论是
  A. 正确
  B. 不正确，因为没有区分新发病例与现患病例
  C. 不正确，因为没有进行年龄标化
  D. 不正确，因为本研究无法确定暴露与发病的时间关系
  E. 不正确，因为两组研究人口数不一致

33. 普查的目的不包括
  A. 早期发现和治疗患者　　B. 了解疾病的分布　　C. 了解健康状况的分布
  D. 非常适用于发病率低的疾病的研究　　　　　E. 研究人体身体指标的正常标准

34. 普查的优点是
  A. 适合于患病率低的疾病的调查　　B. 最不容易出现漏查　C. 确定调查对象简单
  D. 能较快得到发病率　　　　　E. 统一的调查技术和检查方法保证调查质量

35. 有关普查的叙述，不正确的是
  A. 普查是现况调查的一种
  B. 普查可针对一种疾病进行，也可以同时调查几种疾病
  C. 普查的疾病最好是患病率比较低的疾病
  D. 普查的疾病应有简单而准确的检测手段和方法
  E. 普查出的病例有有效的治疗方法

36. 进行妇女乳腺癌普查时应选择的疾病频率测量指标是
  A. 发病率　　B. 发病专率　　C. 罹患率　　D. 时点患病率　　E. 期间患病率

37. 抽样调查的优点不包括
  A. 费用少　　　　B. 速度快　　　　C. 覆盖面大
  D. 特别适用于个体间变异程度大的材料　　E. 正确性高

38. 随机抽样方法不包括
  A. 单纯随机抽样　B. 系统抽样　C. 分层抽样　D. 整群抽样　　E. 随意抽样

39. 下列哪项表述是错误的
  A. 抽样调查是一种观察法　　　　　B. 整群抽样适用于大规模调查
  C. 单纯随机抽样所得代表性最好　　D. 普查不适用于发病率很低的疾病
  E. 抽样调查比普查覆盖面小

40. 欲调查某地区人群 HBsAg 携带情况及家庭内分布特征，可采用
  A. 个例调查　　　　B. 前瞻性调查　　　C. 抽样调查
  D. 暴发调查　　　　E. 回顾性调查

41. 抽样调查能得到下列哪项结论
  A. 能得到某因素与某病的因果关系　　B. 能算出特异危险性
  C. 能算出样本患病率　　　　　　　　D. 能算出总体死亡率
  E. 能发现该调查地区的全部现患病人

42. 在抽样调查中，下列哪种抽样方法的抽样误差最大
  A. 单纯随机抽样　B. 系统抽样　C. 分层抽样　　D. 整群抽样　　E. 多级抽样

43. 某乡 5000 户约 2 万人口，欲抽其 1/5 人口进行某病调查，随机抽取 1 户开始后，即每隔 5 户抽取 1 户，抽到户的对每名成员均进行调查。这种抽样方法为
    A. 分层抽样　B. 系统抽样　　C. 整群抽样　　D. 简单抽样　　E. 多级抽样
44. 分层分析可减少
    A. 选择偏倚　B. 信息偏倚　　C. 混杂偏倚　　D. 失访偏倚　　E. 测量偏倚
45. 某地冠心病的患病率约为 20%，抽样调查时至少需调查人数为(设 α=0.05 d=0.1P)
    A. 1600　　　B. 2000　　　C. 3600　　　D. 4000　　　E. 5000
46. 关于调查表设计原则，下列哪项是错误的
    A. 措词要准确、通俗易懂　　　　　　B. 措词尽可能使用专业术语
    C. 问题提法应肯定和具有客观性　　　D. 一个问题不问两件事
    E. 项目排列先易后难
47. 在某些情况下，用病例对照研究方法估计暴露与疾病的联系可能比队列研究方法更好，其原因是
    A. 病例对照研究更容易估计随机误差
    B. 队列研究更容易区分混杂偏倚
    C. 病例对照研究适合研究罕见病
    D. 病例对照研究更容易判断暴露与疾病的时间先后
    E. 病例对照可以计算比值比
48. 以医院为基础的对照研究，最常见的偏倚是
    A. 社会期望偏倚　　B. 信息偏倚　　C. 混杂偏倚
    D. 选择偏倚　　　　E. 礼貌偏倚
49. 就大多数病例对照研究而言，它们不具备下列哪种特点
    A. 耗资较少　　　　　　　　B. 可估计相对危险度
    C. 可计算发病率　　　　　　D. 选择没有疾病的人做对照
    E. 估计暴露史时可能出现偏倚
50. 与队列研究相比，在疾病病因研究中病例对照研究的最大缺陷是
    A. 花费大，时间长　　　　　B. 确定可疑因素的存在与否可能有偏差
    C. 获得对照有很大困难　　　D. 确定疾病的存在与否可能有偏差
    E. 保证病例和对照的可比性有很大困难
51. 在流行病学研究中，混杂变量必须与下列哪些因素有关
    A. 与暴露因素有关，与疾病无关　　B. 与疾病有关，与暴露因素无关
    C. 与病例有关，与对照无关　　　　D. 与暴露有关，与非暴露无关
    E. 与疾病和暴露因素都有关
52. 对于病例对照研究，下列哪种看法是错误的
    A. 如果疾病常见而研究的暴露罕见，则很难进行
    B. 如果疾病罕见而暴露常见则很难进行
    C. 既有开始研究时的暴露人口，又有结局的暴露人口
    D. 通常要考虑混杂因素的影响
    E. 所用的时间短，花费小
53. 比值比主要应用于

A. 描述研究　　　　　　　　B. 生态学研究　　　　　　C. 病例对照研究

D. 队列研究　　　　　　　　E. 流行病学实验研究

54. 在病例对照研究中，匹配过头会造成

A. 对研究结果无影响　　　　B. 高估暴露因素的作用　　C. 低估暴露因素的作用

D. 降低研究效率　　　　　　E. 提高研究效率

55. 对病例对照研究资料进行分层分析的目的是

A. 控制选择偏倚　　　　　　B. 控制混杂偏倚　　　　　C. 控制信息偏倚

D. 提高分析效率　　　　　　E. 提高资料的利用率

56. 病例对照研究中，下列哪种病例最佳

A. 死亡病例　　　　　　　　B. 现患病例　　　　　　　C. 新发病例

D. 死亡病例和现患病例　　　E. 死亡病例和新发病例

57. 病例对照研究中，使用新发病例的主要优点是

A. 需要的样本量较少　　　　B. 减少回忆偏倚，并具代表性　　C. 病例好募集

D. 对象容易配合　　　　　　E. 以上都不是

58. 选择 150 例肺癌患者和 300 例对照进行吸烟与肺癌关系的病例对照研究，调查发现 150 例患者中有 75 例吸烟，300 例对照中也有 75 例吸烟。估计肺癌与吸烟的相对危险度

A. 1.0　　　　　　　　　　B. 1.5　　　　　　　　　　C. 2.0

D. 3.0　　　　　　　　　　E.不能从所给的资料中求出

59. 利用因服用雌激素导致阴道出血就医而检出早期子宫内膜癌的患者进行病例对照研究易发生

A. Berkson 偏倚　　　　　　B. McNeyman 偏倚　　　　C. 选择性转诊偏倚

D. 检出偏倚　　　　　　　　E. 无应答偏倚

60. 为研究肺癌的病因，将肺癌病例与非肺癌对照按年龄、性别、职业以及文化程度进行配比，然后对两组观察对象吸烟情况进行比较。这是一种什么性质的研究

A. 队列研究　　　　　　　　B. 病例对照研究　　　　　C. 临床试验

D. 回顾性队列研究　　　　　E. 横断面调查

61. 在原发性高血压患者和对照组中进行血型分布的抽样调查，血型分为 O、A、B、AB 型。为了比较病例和对照组之间血型分布的差异，需先检验差异是否为随机误差造成，故应采用

A. 方差分析　　　　　　　　B. 均数差异的可信区间　　C. 配对 t 检验

D. χ^2 检验　　　　　　　E. 比较两中位数的检验方法

62. 为探索新生儿黄疸的病因，某研究者选择了 150 例确定为新生儿黄疸的病例，同时选择了同期同医院没有黄疸的新生儿 150 例，然后查询产妇的分娩卡片，了解妊娠前、妊娠期及产时的各种暴露情况，这种研究是

A. 队列研究　　　　　　　　B. 病例对照研究　　　　　C. 临床试验

D. 回顾性队列研究　　　　　E. 横断面调查

63. 在肺癌病因的分析性研究中，对所有新患者按年龄、性别、居住地点和社会阶层配以对照，然后比较两组吸烟史频率。这是一种

A. 前瞻性队列研究　　　　　B. 病例对照研究　　　　　C. 临床试验

D. 回顾性队列研究　　　　　E. 横断面研究

64. 某病例对照研究发现，在糖尿病患者中有高血压家族史的人数比对照组的多，对差异进行统计学检验，$\chi^2 = 10.85$，$P < 0.001$，因此
    A. 有高血压家族史的人发生糖尿病的危险性比无高血压家族史的人几乎高 11 倍
    B. 病例组与对照组间具有高血压家族史的比例之差为 10.85%，出现这个差异的概率小于 1/1000
    C. 在糖尿病患者中发现高血压家族史的概率小于 1/1000
    D. 出现这种家族史差异是由抽样误差造成的概率小于 1/1000
    E. 无效假设正确的概率为 99.99%

65. 在一项病例对照研究中，计算出某研究因素的 OR 值的 95% 的可信区间为 0.20~0.65，那么该研究因素可能为
    A. 危险因素　B. 保护因素　C. 混杂因素　　D. 无关因素　E. 以上均不是

66. 有人对 350 例胃癌患者进行流行病学调查，包括人口学资料、饮酒、吸烟、劳动强度、吃变硬或发霉的馒头、膳食中蔬菜和蛋白质的量以及情绪变化等，同时对条件与上述 350 例具有可比性的 430 名非胃癌患者(或健康人)进行同样项目的调查，以便进行结果比较。在该项科研工作中使用哪种流行病学研究方法
    A. 现况调查　B. 筛检　　C. 病例对照研究　D. 队列研　E. 流行病学实验

67. 队列研究的主要目的是
    A. 描述疾病的分布特征，寻找病因线索
    B. 探讨暴露组与非暴露组的发病情况及其差别，并验证病因假说
    C. 探讨干预措施在干预组与非干预组的效果及差别，评价干预效果
    D. 探讨病例组与对照组之间对某些因素暴露的差别，检验病因假说
    E. 描述疾病组与对照组的分布特征，进行临床比较

68. 队列研究属于
    A. 实验性研究　B. 相关性研究　　C. 描述性研究　　D. 分析性研究　　E. 理论性研究

69. 在队列研究设计阶段，利用限制与匹配方法主要是为了控制
    A. 选择偏倚　　B. 信息偏倚　　　C. 失访偏倚　　　D. 混杂偏倚　　　E. 回忆偏倚

70. 相对危险度
    A. 是暴露比之于未暴露情况下增加超额疾病的数量
    B. 是非暴露组与暴露组发病或死亡危险之差的绝对值
    C. 是非暴露组发病或死亡危险是暴露组的多少倍
    D. 比特异危险度更具有病因学意义
    E. 比特异危险度更具有疾病预防和公共卫生意义

71. 队列研究的基本特征是
    A. 调查者必须在研究人群发病或发生死亡前开始研究，并同时确定暴露状况
    B. 调查者必须选择病例和合适的对照，并确定暴露组发病的危险是否大于非暴露组
    C. 调查者必须在研究开始就分清人群队列
    D. 调查者必须根据疾病或死亡发生前就已经存在的暴露因素对研究人群分组，并追踪该人群中的新发病例或死亡者
    E. 以上均不是

72. 衡量某因素与某疾病间联系强度的最好指标是

    A. 总人群疾病的发生率   B. 相对危险度   C. 因素的流行率

    D. 暴露者中疾病的发生率   E. 特异危险度

73. 哪种偏倚只可能出现在队列研究中而不会出现在病例对照研究中

    A. 选择偏倚   B. 混杂偏倚   C. 调查偏倚   D. 失访偏倚   E. 信息偏倚

74. 与医院为基础的病例对照研究相比，队列研究的主要优点是

    A. 能够明确因果关系   B. 可直接估计所研究疾病的发生率

    C. 易于获得非暴露组的观察对象   D. 易于获得更具代表性的总体

    E. 省钱、省力

75. 在什么情况下，队列研究比病例对照研究有独特的优点

    A. 由暴露到发病之间的潜伏期很长   B. 研究的暴露因素可定量测定

    C. 资金缺乏   D. 研究一种暴露因素与多种结局的关系

    E. 研究某种不常见疾病的危险性与某种暴露的关系

76. 如果 X 病的特异危险度大于 Y 病的特异危险度，那么可以认为

    A. 暴露于 X 病的联系比之于 Y 病的联系，更可能是因果联系

    B. 去除暴露因素后，减少的 X 病病例将会多于减少的 Y 病的病例数

    C. 患 X 病者暴露的概率大于患 Y 病者

    D. X 病的相对危险度大于 Y 病的相对危险度

    E. 上述都是

77. 用人群 S 作为标准对人群 X 进行标化，计算标准化死亡率的公式为

    A. 人群 S 中总观察死亡数/根据人群 X 死亡专率求出人群 S 的总期望死亡数

    B. 人群 X 中总观察死亡数/根据人群 S 死亡专率求出人群 X 的总期望死亡数

    C. 根据人群 S 死亡专率求出人群 X 年期望死亡数/人群 X 中总观察死亡数

    D. 根据人群 X 死亡专率求出人群 S 年期望死亡数/人群 S 中总观察死亡数

    E. 人群 X 中总观察死亡数/根据人群 S 中总观察死亡数

78. 队列研究分析阶段，利用分层分析和多因素分析模型，主要是为了控制

    A. 混杂偏倚   B. 信息偏倚   C. 失访偏倚   D. 选择偏倚   E. 回忆偏倚

79. 在队列研究中，提高调查诊断技术，同等对待每个研究对象，主要是为了减少

    A. 选择偏倚   B. 混杂偏倚   C. 失访偏倚   D. 信息偏倚   E. 回忆偏倚

80. 在某病的队列研究中，最开始选择的队列应为

    A. 患某病的患者   B. 暴露与不暴露于所研究的某种因素的人

    C. 不患某病的暴露者   D. 某病的患者与非患者

    E. 任意选择一个人群即可

81. 队列研究的对象是

    A. 未患某病的人群   B. 具有暴露因素的人群   C. 患某病的人群

    D. 未患某病而有或无暴露因素的人群   E. 患某病且具有暴露因素的人群

82. 队列研究的最大的优点是

    A. 省钱、省力   B. 发生选择偏倚的可能性比病例对照研究少

    C. 研究的结果常能代表全人群   D. 容易控制混杂因子的作用

    E. 因果关系发生的时间顺序合理

83. 最不适合作为队列研究的人群是

A. 一个地区一定年龄组的全部人口　B. 暴露于某一危险因子的人群

C. 志愿人员　　　　　　　　　　　D. 医疗就诊和随访方便的人群

E. 有某种暴露的职业人群

84. 进行队列研究时比较的方法有

A. 暴露组与非暴露组比较　B. 队列内部按照不同暴露程度比较　C. 与全人群的率比较

D. A+C　　　　　　　　　　　E. A+B+C

85. 特异危险度是

A. 暴露组的发病率或死亡率与未暴露组的率之比

B. 暴露组的发病率或死亡率与未暴露组的比之差

C. 病例组有某因素的比例与对照组有该因素的比例之比

D. 病例组有某因素的比例与对照组有该因素的比例之差

E. 暴露组的发病率或死亡率与未暴露组的率之差

86. 关于队列研究，下列哪项是错误的

A. 不适用于罕见病　　　　　　　B. 研究的暴露是人为给予的　C. 设立对照组

D. 因果现象发生的时间顺序合理　E. 可以了解疾病的自然史

87. 关于队列研究，下列哪项是正确的

A. 可以研究一种暴露与多种结局的关系　　　B. 不能计算 AR　　C. 随机分组

D. 人为给予干预措施　　　　　　　　　E. 研究周期短、省时省力

88. 人群疾病的自然史研究，可见于下列哪项研究

A. 病例对照研究　B. 实验研究　　C. 横断面研究　　D. 队列研究 E. 类实验研究

89. 队列研究中最重要的偏倚是

A. 住院偏倚　　B. 转诊偏倚　　C. 回忆偏倚　　D. 失访偏倚 E. 混杂偏倚

90. 与病例对照相比，队列研究的主要优点是

A. 省钱省力　　　B. 易于获得研究对象　　　　C. 适于罕见病的研究

D. 易于组织实施　E. 因果顺序合理

91. 在队列研究中，对关联强度进行统计学检验的无效假设是

A. RR=0　　　B. RR=1　　　C. RR > 1　　　D. RR < 1　　　E. RR > 0

92. 队列研究的分组依据是

A. 有无所研究疾病 B. 是否暴露于所研究因素　　　C. 是否给予干预措施

D. 是否发病　　　E. 以上都不是

93. 某因素与某病之间的关联强度最好用哪一指标衡量

A. 归因危险度　B. 病因分值　　　　　　C. 人群特异危险度

D. 特异危险度　E. 相对危险度

94. 关于暴露人年的说法哪种是正确的

A. 一个人暴露于研究因素不满 1 年的为 1 人年 B. 两个人暴露于研究因素半年为 1 人年

C. 一些人暴露于研究因素 1 年为 1 人年　　　D. 用人年无法计算发病率

E. 人年只能每个人单独计算

95. 在某病的队列研究中，最开始选择的队列应为

A. 患有该病的人　　　　　　B. 不患该病的暴露者　　　C. 某职业人群

D. 给予干预措施的人群　　　E. 暴露及不暴露于所研究因素的人群

96. 与病例对照研究相比，队列研究具有
    A. 更适合采取双盲法
    B. 对研究对象进行了前瞻性的随访观察，因此无需要矫正混杂因素
    C. 更适合用卡方检验进行统计分析
    D. 既可估计相对危险度，又可以估计特异危险度
    E. 适合于暴露常见而疾病罕见的情况

97. 下列哪种说法指出了双向性队列研究设计的特点
    A. 在回顾性队列研究的基础上进行前瞻性队列研究
    B. 因为研究设计中包括回顾性研究
    C. 需长期随访，研究代价太高，因此不适用
    D. 易控制潜在的混杂因子
    E. 通常省时省力

98. 临床疗效研究与队列研究的不同特征是
    A. 都是从病因出发观察到最终结局　　B. 观察和实验的结果都会出现一定的效应
    C. 比较、分析时主要看其效应如何　　D. 是否对其中的一组施加干预因素
    E. 设置严格的对照组

99. RCT 中的"双盲法"是指
    A. 试验组服用试验药物，对照组服用安慰剂
    B. 研究者和研究对象都不知道安慰剂的性质
    C. 研究者和研究对象都不知道药物的性质
    D. 研究者和研究对象都不知道研究对象的分组情况
    E. 以上说法均不对

100. 临床疗效研究中，下列哪项不是其缺点
    A. 设计与实施比较复杂　　　　B. 采用随机化分组，控制了很难控制的混杂因素
    C. 盲法实施有时比较困难　　　D. 研究对象的依从性较差
    E. 必须面对伦理学问题

101. 在临床疗效研究中选择研究对象时，下列哪项是错误的
    A. 被选择的对象应该能够从科学研究中受益
    B. 必须规定统一的纳入和排除标准
    C. 选择孕妇、儿童或志愿者作为研究对象
    D. 选择依从性较好的人群作为研究对象
    E. 尽量选择症状、体征明显的患者为研究对象

102. 在临床疗效研究中，研究对象是否服从试验设计安排，并坚持合作到底，我们称之为
    A. 礼貌偏倚　　B. 盲法　　C. 可靠性　　D. 依从性　　E. 真实性

103. 临床疗效研究的特点不包括
    A. 属于实验性研究
    B. 对实验组施加干预措施，研究因素是人为控制的因素
    C. 研究设计必须贯彻四大原则
    D. 在研究之前必须有前期的动物试验研究资料证实其安全有效
    E. 必须遵循患者自愿的原则，且与其签知情同意书，试验中允许患者自愿退出

104. 临床疗效研究中研究对象的随机分组是为了
    A. 使实验组、对照组人数相同　　　　　B. 使实验组、对照组都受益
    C. 增加参与研究对象的依从性　　　　　D. 为了避免患者知道自己分组情况
    E. 平衡实验组和对照组中已知、未知或潜在的混杂因素，增加两组的可比性

105. 流行病学实验研究的主要优点是
    A. 实施开放试验，可以提高干预的可操作性
    B. 实施盲法试验，可以提高研究对象的依从性
    C. 实施随机试验，可以提高干预组和对照组的可比性
    D. 实施临床试验，可以提高临床治疗的有效性
    E. 以上说法均不对

106. 下列哪项不是流行病学实验的目的
    A. 检验和评价干预措施的效果　　　　　B. 评价治疗药物的疗效
    C. 评价干预措施实施后预防疾病的效果　D. 评价新疫苗对预防某种传染病发生的效果
    E. 评价自动戒烟对降低某些疾病发生和死亡的效果

107. 在临床疗效研究中，不可能出现
    A. 单盲试验　　　　B. 双盲试验　　　　C. 三盲试验
    D. 开放试验　　　　E. 自然试验

108. 在临床疗效研究中，实验组和对照组的人群的最大不同是
    A. 年龄不同　　　B. 性别不同　　　C. 目标人群不同
    D. 干预措施不同　E. 观察指标不同

109. 流行病学实验具有以下特点
    A. 暴露组、对照组均有干预措施　　　　B. 病例组和对照组均有干预措施
    C. 在实验室进行研究　　　　　　　　　D. 属于观察性研究
    E. 遵循随机原则、设立对照组、有干预措施

110. 下列哪类人群宜作为临床疗效研究的试验对象
    A. 儿童　　　　　B. 老人　　　　　C. 孕妇
    D. 可从研究中受益的人群　　　　　　E. 消化道出血的患者

111. 评价疫苗接种效果的主要指标是
    A. 接种副反应发生率　　　　　　　　　B. 接种的安全性评价
    C. 接种的安全性和临床效果评价　　　　D. 接种的临床效果评价
    E. 接种的流行病学效果和免疫学评价

112. 评价临床效果的主要指标是
    A. 对照组的依从率　　B. 试验组的依从率　　C. 病死率
    D. 有效率　　　　　　E. 失访率

113. 下列哪项指标不能用于流行病学实验
    A. 治愈率　　B. 效果指数　　C. 保护率　　D. 患病率　　E. 有效率

114. 在临床疗效研究中，用双盲法的主要目的是减少
    A. 混杂偏倚　　B. 选择偏倚　　C. 信息偏倚　　D. 失访偏倚　E. 回忆偏倚

115. 为了评价新研制的流感疫苗免疫效果，宜选择下列
    A. 依从性好的人群　　B. 预期发病率高的人群

C. 抗体水平高的人群　　D. 预期发病率低的人群

E. 山区人群

116. 流行病学实验不具备以下哪项特征

A. 将同一批研究人群随机分为实验和对照两个

B. 人为地给予实验组以干预措施

C. 实验中运用盲法

D. 运用危险度的分析与评价

E. 评价干预措施的有效性

117. 流行病学实验研究最常用的分析指标是

A. 发病率、患病率、病死率　　　　　　　B. 发病率、治愈率、保护率

C. 发病率、病死率、续发率　　　　　　　D. 发病率、有效率、续发率

E. 发病率、流行率、罹患率

118. 在某药物的临床试验中使两组具备充分的可比性，消除选择偏倚和混杂偏倚的影响，研究者以研究对象的病例号进行随机分配，这种随机化方法称为

A. 区组随机化　　　　B. 单纯随机化　　　　C. 分层随机化

D. 以上都不对　　　　E. 以上都对

119. 在临床疗效评价中，要得到正确的结论，下列哪项最重要

A. 研究对象要保证百分百依从

B. 实验组和对照组人数相等

C. 认真、合理随机分配研究对象

D. 保证研究人群有较高的发病率

E. 实验组和对照组年龄、性别相同

120. 某药治疗了 100 例某病患者，其中 90 例痊愈，治愈率为 90%，此结论不可信的主要原因

A. 治愈率太高　　　　　　B. 所治病例数过少

C. 缺少对照组　　　　　　D. 没经过统计学检验

E. 没有关于偏倚控制的解释和说明

121. 在进行药物疗效分析时，确定样本大小的原则是

A. 经济效益

B. 降低把握度，以减少观察人数

C. 实验组和对照组人数相等

D. 提高精确性，从而增加观察人数

E. 试验结束时，保证实验组和对照组结果有显著性差异所需要的最少人数

122. 下列哪项不是随机对照试验的优点

A. 研究结果的对比性好

B. 盲法观察分析，结论可信

C. 安慰剂有很好的治疗效应

D. 研究对象有一定的诊断标准，可保证试验的重复性

E. 在此基础上，统计学分析更具有说服力

123. 已知某筛检试验的灵敏度和特异度，用该试验筛检两个人群，其中甲人群的患病率为

10%，乙人群为 1%，下列哪项是正确的

A. 甲人群的阴性结果中假阴性的百分率比乙人群低

B. 就筛检的特异度，甲人群的比乙人群的低

C. 就筛检的可靠性，甲人群的比乙人群的高

D. 甲人群的阳性结果中假阳性的百分率比乙人群低

E. 以上说法均不妥

124. 青光眼病的眼压在 22 ~ 42mmHg，非青光眼的眼压在 14 ~ 26mmHg，如果将筛检标准值定在 22mmHg，可以认为灵敏度与特异度的关系为

A. 灵敏度好，特异度差　　　　B. 灵敏度差，特异度好

C. 灵敏度与特异度均好　　　　D. 灵敏度与特异度均差

E. 以上说法均不对

125. 下列说法中属于错误的一项是

A. 灵敏度高，则特异度低　　　B. 灵敏度高，则假阳性上升

C. 特异度性好，假阳性低　　　D. 特异度高，则阳性预测值低

E. 灵敏度高，则阴性预测值高

126. 能够提高阳性预测值和特异度的试验方法为

A. 联合试验中的并联试验　　　B. 联合试验中的串联试验

C. 单向试验　　　　　　　　　D. 双向试验

E. 平行试验

127. 应用一种筛检乳腺癌的试验，检查经活检证实患有乳腺癌的 1000 名妇女和未患乳腺癌的 1000 名妇女，检查结果患乳腺癌组中有 900 名得出阳性结果，未患乳腺癌组中有 100 名阳性。该试验的特异度是

A. 90%　　　B. 10%　　　C. 25%　　　D. 30%　　　E. 60%

128. 一项子宫颈癌的筛检试验，已知灵敏度和特异度分别为 80% 和 90%。将其用于子宫颈癌患病率为 10/10 万的人群中进行筛检，则试验的假阳性率为

A. 20%　　　B. 10%　　　C. 25%　　　D. 0.45%　　　E. 无法计算

129. 诊断试验的真实性是指

A. 测定值与实际值的符合程度

B. 重复试验获得相同结果的稳定程度

C. 观察者对重复测量结果判断的一致程度

D. 是试验结果表明有无疾病有概率

E. 指病例被试验判断为阳性的百分比

130. 某筛检项目在患某病的流行率为 4% 的 1000 人口的人群进行，试验的灵敏度为 90%，特异度为 80%，请问阳性结果中真阳性是多少

A. 14 人　　B. 40 人　　C. 36 人　　D. 180 人　　E. 无法计算

131. 某筛检项目在患某病的流行率为 4% 的人群进行，试验的灵敏度为 90%，特异度为 80%，请问阳性似然比是多少

A. 5.4　　　B. 4.5　　　C. 0.2　　　D. 9　　　　E. 无法计算

132. 直接影响诊断试验阳性预测值的指标是

A. 死亡率　　B. 发病率　　C. 患病率　　D. 生存率　　　E. 续发率

133. 关于诊断方法的叙述，下列哪项是正确的
    A. 误诊率又称假阴性率
    B. 正确诊断指数=真实性+可靠性-1
    C. 灵敏度是指实际有病而按诊断标准被错误地判为无病的百分比
    D. 特异度是指实际无病而按诊断标准被正确判为无病者的百分比
    E. 评价某诊断试验方法的可靠性指标主要包括灵敏度和特异度

134. 下列哪项不是评价诊断试验的指标
    A. 特异度　　　B. 灵敏度　　C. 正确指数　　　D. 符合率　　　E. 相对危险度

135. 在一次糖尿病调查中，使用A、B两种筛检标准，若A高于B水平，则
    A. A标准的灵敏度高于B　　　B. A标准的特异度高于B
    C. A标准的假阳性高于B　　　D. A标准的假阴性低于B
    E. A标准的阴性预测值高于B

136. 对漏诊后有一定的危险的疾病要求诊断试验
    A. 特异度高些　　　　　　B. 灵敏度高些　　　　　C. 误诊率低些
    D. 灵敏度和特异度均高　　E. 以上说法均不对

137. 对于一般的病例，其诊断标准经常情况是
    A. 将所有的患者都能诊断出来　　　　　　B. 不会发生误诊
    C. 有一小部分患者被判非患病　　　　　　D. 不会发生漏诊
    E. 以上说法均不对

(三) 简答题

1. 常用相对数指标中，率和构成比的概念及意义有何不同？
2. 简述发病率与患病率各自的含义、区别与联系。
3. 某疾病的死亡率与病死率有何区别？
4. 影响某疾病患病率升高和降低的因素有哪些？
5. 试述现况研究的目的、特征及优缺点。
6. 现况研究与生态学研究有哪些异同点？
7. 现况调查常用的方法有哪些？
8. 问卷的基本结构包括哪些内容？
9. 问卷设计时的应注意什么问题？
10. 简述病例对照研究的基本原理。
11. 在病例对照研究中，研究对象的选择应注意什么问题？
12. 病例对照研究有哪些优、缺点？
13. 请简述病例对照研究中常见的偏倚及其控制方法。
14. 试比较队列研究与病例对照研究的优点和局限。
15. 试述队列研究中常见偏倚及预防。
16. 临床疗效研究的特点是什么？
17. 在临床疗效研究中设置对照的意义是什么？常用的对照方法有哪些？
18. 临床疗效研究中贯彻随机化的原则的意义是什么？常用随机化手段有哪些？
19. 在临床疗效研究中使用盲法的意义是什么？常用的盲法有哪些？

20. 诊断试验评价的意义是什么?

21. 评价真实性的指标有哪些?

22. 选择诊断标准的原则是什么?

23. ROC 曲线用途有哪些? 优缺点是什么?

24. 评价可靠性的指标有哪些?

25. 提高诊断试验效率的方法有哪些?

26. 确定诊断试验的分界值方法有哪些?

27. 在评价某项诊断试验时, 研究对象的选择应注意什么问题?

(刘长俊　刘　颖　陈　晋)

选择题参考答案

第一篇　卫生学与卫生保健

1. E	2. E	3. E	4. B	5. E	6. C	7. A	8. C	9. D	10. C
11. D	12. C	13. C	14. B	15. A	16. D	17. C	18. C	19. B	20. C
21. D	22. C	23. D	24. C	25. C	26. D	27. D	28. D	29. C	30. B
31. C	32. D	33. D	34. D	35. B	36. C	37. C	38. D	39. B	40. E
41. C	42. D	43. E	44. D	45. E	46. D	47. E	48. D	49. C	50. D
51. C	52. A	53. D	54. C	55. D	56. C	57. E	58. B	59. B	60. A
61. D	62. C	63. B	64. D	65. D	66. C	67. C	68. D	69. B	70. B
71. B	72. B	73. B	74. D	75. C	76. C	77. A	78. B	79. E	80. D
81. B	82. C	83. C	84. E	85. C	86. D	87. D	88. B	89. D	90. D
91. D	92. E	93. A	94. A	95. D	96. D	97. E	98. C	99. D	100. D
101. D	102. B	103. D	104. B	105. A	106. D	107. E	108. D	109. B	110. A
111. A	112. B	113. B	114. C	115. D	116. D	117. D	118. B	119. C	120. D
121. B	122. C	123. C	124. C	125. D	126. D	127. A	128. C	129. A	130. C
131. C	132. A	133. E	134. C	135. D	136. A	137. C	138. D	139. A	140. A
141. A	142. C	143. B	144. A	145. C	146. B	147. D	148. E	149. C	150. D
151. A	152. E	153. A	154. C	155. C	156. C	157. B	158. A	159. B	160. C
161. C	162. C	163. E	164. D	165. C	166. C	167. A	168. B	169. C	170. D
171. A	172. B	173. E	174. D	175. D	176. E	177. C	178. E	179. C	180. B
181. D	182. D	183. A	184. A	185. D	186. E	187. C	188. B	189. B	190. A
191. C	192. C	193. B	194. D	195. E	196. C	197. D	198. D	199. B	200. D
201. D	202. C	203. D	204. C	205. C	206. D	207. B	208. C	209. C	210. B
211. B	212. C	213. D	214. C	215. D	216. C	217. D	218. E	219. A	220. B
221. B	222. D	223. E	224. A	225. D	226. D	227. B	228. C	229. D	230. B
231. B	232. C	233. E	234. D	235. B	236. A	237. E	238. A	239. B	240. D
241. E	242. B	243. D	244. D	245. A	246. D	247. C	248. A	249. C	250. A
251. B	252. E	253. C	254. C	255. C	256. C	257. A	258. D	259. E	260. E
261. C	262. B	263. B	264. A	265. C	266. D	267. D	268. B	269. B	270. D
271. D	272. C	273. C	274. A	275. C	276. C	277. B	278. C	279. E	280. A
281. A	282. E	283. B	284. C	285. C	286. D	287. C	288. B	289. D	290. E
291. C	292. D	293. A	294. C	295. C	296. C	297. B	298. D	299. A	300. B
301. E	302. B	303. A	304. E	305. C	306. C	307. E	308. C	309. C	310. B
311. A	312. A	313. D	314. E	315. C	316. B	317. E	318. D	319. D	320. D
321. C	322. A	323. B	324. D	325. A	326. B	327. C			

第二篇　医学统计学

一、数值变量资料的统计分析

1. E	2. C	3 C	4. C	5. D	6. D	7. C	8. A	9. B	10. C
11. C	12. E	13. D	14. A	15. D	16. B	17. C	18. D	19. C	20. B
21. B	22. E	23. B	24. E	25. A	26. B	27. A	28. D	29. E	30. C
31. A	32. D	33. D	34. C	35. D	36. A	37. E	38. B	39. B	40. C

41. D 42. C 43. E 44. B 45. B 46. C 47. C 48. D 49. B 50. D
51. D 52. C 53. A 54. E 55. D 56. C 57. B 58. C 59. E 60. B
61. C 62. B 63. E 64. C 65. D 66. A 67. D 68. B 69. D 70. C
71. C 72. A 73. C 74. D 75. C 76. C 77. D 78. B 79. E 80. C
81. D 82. A 83. C 84. D 85. B 86. E 87. E 88. E 89. E 90. E
91. D 92. A 93. A 94. A 95. D 96. B 97. A 98. B 99. E 100. D
101. C 102. C 103. E 104. D 105. B 106. C 107. A 108. D 109. D

二、分类变量资料的统计

1. D 2. B 3. D 4. A 5. C 6. C 7. A 8. D 9. D 10. C
11. C 12. E 13. D 14. D 15. D 16. C 17. B 18. B 19. C 20. C
21. C 22. C 23. D 24. C 25. A 26. D 27. C 28. D 29. A 30. D
31. D 32. D 33. C 34. C 35. C 36. D 37. D 38. D 39. C 40. B
41. D 42. A 43. C 44. E 45. E 46. D 47. C 48. A 49. A 50. C

三、直线相关与回归分析

1. D 2. D 3. A 4. E 5. D 6. D 7. D 8. E 9. A 10. E
11. C 12. B 13. C 14. E 15. C 16. A 17. E

四、非参数秩和检验

1. A 2. D 3. B 4. E 5. C 6. E 7. E 8. D

五、统计图表

1. B 2. D 3. C 4. D 5. C 6. C 7. C 8. D 9. A 10. D
11. D 12. B 13. A 14. C 15. B

六、医学科研设计

1. A 2. D 3. D 4. C 5. C 6. C 7. D 8. D 9. A 10. A
11. B 12. E 13. C 14. B 15. A 16. A 17. A 18. D

第三篇 流 行 病 学

1. B 2. A 3. C 4. B 5. C 6. E 7. B 8. B 9. B 10. E
11. C 12. C 13. E 14. C 15. C 16. E 17. D 18. D 19. D 20. A
21. C 22. D 23. A 24. C 25. C 26. C 27. C 28. D 29. C 30. C
31. E 32. C 33. D 34. C 35. C 36. E 37. D 38. E 39. C 40. C
41. C 42. D 43. B 44. C 45. A 46. B 47. C 48. D 49. C 50. B
51. E 52. B 53. C 54. E 55. D 56. C 57. D 58. D 59. D 60. B
61. D 62. B 63. B 64. D 65. D 66. C 67. B 68. D 69. D 70. D
71. D 72. B 73. D 74. B 75. D 76. B 77. B 78. A 79. B 80. B
81. D 82. E 83. C 84. E 85. E 86. B 87. A 88. D 89. D 90. E
91. B 92. E 93. E 94. B 95. E 96. D 97. A 98. D 99. D 100. B
101. C 102. D 103. C 104. E 105. C 106. E 107. E 108. D 109. E 110. D
111. E 112. D 113. D 114. C 115. B 116. D 117. B 118. B 119. C 120. C
121. E 122. C 123. D 124. A 125. E 126. B 127. A 128. B 129. A 130. C
131. B 132. C 133. D 134. E 135. B 136. B 137. C

(刘长俊 刘 颖 陈 晋)